社区卫生工作实用丛书

丛书总主编 汪华　　副总主编 吴红辉 姜仑 周明浩

社区医用辐射
防护手册

主　编：余宁乐　朱宝立

编　者：（按姓氏拼音排序）

曹兴江　陈　群　杜　翔　马加一

秦永春　王福如　王　进　徐小三

杨春勇　杨小勇　张乙眉　周献锋

苏州大学出版社
Soochow University Press

图书在版编目(CIP)数据

社区医用辐射防护手册 / 余宁乐，朱宝立主编. ——
苏州：苏州大学出版社，2016.1
（社区卫生工作实用丛书 / 汪华主编）
ISBN 978-7-5672-1466-8

Ⅰ.①社… Ⅱ.①余… ②朱… Ⅲ.①放射医学－辐
射防护－手册 Ⅳ.①R142-62

中国版本图书馆 CIP 数据核字（2015）第 237914 号

书　　名：社区医用辐射防护手册

主　　编：余宁乐　朱宝立

责任编辑：童丽慧　李寿春

出版发行：苏州大学出版社

社　　址：苏州市十梓街 1 号（邮编：215006）

印　　刷：苏州工业园区美柯乐制版印务有限责任公司

开　　本：700 mm×1 000 mm　1/16　印张：11.75　字数：216 千

版　　次：2016 年 1 月第 1 版

印　　次：2016 年 1 月第 1 次印刷

书　　号：ISBN 978-7-5672-1466-8

定　　价：30.00 元

··

凡购本社图书发现印装错误，请与本社联系调换。
服务热线：0512-65225020

《社区卫生工作实用丛书》
编 委 会

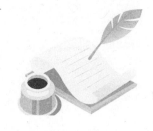

序

　　社区是宏观社会的缩影。开展社区卫生服务是社区建设的重要内容。社区卫生服务是在政府领导、社会参与和上级卫生机构指导下，以基层卫生机构为主体、以全科医师为骨干，合理使用社区资源和适宜技术，向社区居民提供综合性、主动性、连续性的基层卫生服务。社区卫生服务以社区居民健康为中心，以家庭为单位，以社区为范围，以需求为导向，以解决社区主要卫生问题、满足居民公共卫生服务和基本医疗服务需求为目的，是基层卫生工作的重要组成部分，是深化医药卫生综合改革的交汇点，也是实现"人人享有基本卫生保健"目标的基础环节。

　　改革开放以来，我国社区卫生事业有了很大发展，服务规模不断扩大，医疗条件明显改善，疾病防治能力显著增强，为增进人民健康发挥了重要作用。随着经济社会快速发展和居民生活水平的显著提高，社区卫生工作的质与量都发生了根本性的变化，但社区卫生工作者的专业素质与居民健康需求相比，目前仍存在较大差距。因此，加强基层社区卫生队伍的教育和培训，提高他们对社区卫生工作重要意义的认识，全面掌握社区卫生工作的目的、理论、知识和技能，成为当前极为紧迫和重要的工作。

　　这套《社区卫生工作实用丛书》就是为了适应现代社区卫生与文明建设的需要而设计的，注重实践、注重技能，全面反映了社区卫生工作实际情况，符合新时期和谐社区、文明社区、健康社区建设的新要求。《社区卫生工作实用丛书》由江苏省卫生和计划生育委员会策划，组织江苏省疾病预防控制中心、江苏省血吸虫病防治研究所、南京脑科医院等单位的几十位专业对口、经验丰富的专家精心编撰，历时一年多时间，把社区卫生工作者必须了解和掌握的"三基"知识撰写成册，力求打造成一套既是社区卫生工作者必备的实用指导工具书，又是基层社区公共服务人员喜爱的卫生知识参考书。

《社区卫生工作实用丛书》共有 10 个分册,涉及社区健康教育指导、社区心理健康服务、社区环境卫生、社区常见传染病预防与治疗、社区消毒与有害生物防控、社区常见寄生虫病防治、社区预防接种、社区营养与食品安全、社区灾难危机中的疾病控制与防护、社区卫生中辐射防护等内容。本丛书内容有别于教科书,没有介绍繁杂的基础理论,而是从基层卫生防护、疾病预防与控制工作的实际需要出发,力求内容新颖实用,通俗易懂,可操作性强,给广大社区卫生工作者以实际可行的指导,引导他们迅速掌握现代卫生防病保健的新理论、新技术,密切结合社区工作实际,把社区卫生工作做得更好、更加扎实。

　　希望本丛书成为基层卫生工作者开展社区卫生工作的一本实战手册,并能在实际工作中进一步修正和完善。同时,希冀通过本丛书的出版,带动开展"文明·卫生·健康社区行"活动,送卫生知识到社区,进万家,在社区中掀起全民"讲文明卫生,保社区平安"的热潮,从而提高社区全体居民的健康水平,为建设文明和谐的健康社区服务。

江苏省卫生和计划生育委员会副主任

二〇一五年八月

前　言

　　医用辐射防护是辐射防护的重要组成部分,产生和深化于人类对核技术的研究应用和对放射损伤的不断认识,在 20 世纪末得到了前所未有的重视和发展,形成了在总的辐射防护体系下独立的防护系统。医用辐射防护涵盖医学放射工作人员的职业照射防护,受检者与患者的医疗照射防护,还有公众照射的防护,包括保障医用辐射工作场所周围环境的安全以及合理减少医疗照射所致公众剂量负担。同时,医用辐射防护还涉及潜在照射的防护。

　　1895 年,伦琴发现了 X 射线(简称 X 线),开始了电离辐射技术的医学应用。当时人们还用 X 线治疗不治之症,如强直性脊柱炎、顽固性皮炎、胸腺肥大症等良性疾病。1928—1952 年间,世界上一些国家广泛地应用二氧化钍作为肝、脾、血管、支气管等器官组织的 X 线造影剂。在放射性技术医学应用的过程中,人们发现皮肤大剂量照射后会产生红斑,严重的甚至出现水疱和溃疡;强直性脊柱炎的症状虽然有所改善,但随后是病理性骨折;颈胸部良性疾病 X 线治疗造成甲状腺癌、白血病、肺癌和乳腺癌的高发;二氧化钍用作造影剂,结果造成肝癌、肝血管内皮肿瘤、白血病等效应。人们开始意识到放射线的危害。

　　1925 年,美国学者 Mutschllerh 和瑞士学者 Sievert 分别提出以 30 d 内接受不超过"皮肤红斑剂量"的百分之一为人体的耐受剂量,相当于每天 2 mSv(0.2 rem),医用辐射防护应运而生。

　　早期医用诊断 X 线机状况差,X 线机球管外铅防护层缺乏或不足,荧光屏为无铅玻璃,工作人员检修机器时用肉眼看灯丝是否通电,工作中无个人防护用品;做胃肠检查时,工作人员徒手直接在射线下按压病人腹部;放射治疗中医生徒手使用镭管或镭模直接贴敷肿瘤,或用镭针插入肿瘤进行组织间放疗,导致急慢性放射损伤时有发生,这时医用辐射防护主要针对职业人群。

直至 1977 年,国际辐射防护委员会(ICRP)26 号出版物较系统地阐述了医用辐射防护的含义和应遵从正当性与最优化的控制原则。此后发布了《放射诊断中患者的防护》(34 号报告)、《放射治疗中患者的防护》(44 号报告)和《核医学中患者的防护》(52 号报告),成为配套系列指南。

从医用辐射三大分支学科的蓬勃发展到影像医学的形成,以及介入放射学的崛起,无疑为人类防病治病带来了巨大利益。与此同时也提出了日益突出的医用辐射防护课题。医用辐射防护已成为辐射防护领域影响面最广的重点之一。1990 年 ICRP60 号出版物明确提出"医疗照射的防护体系"的概念,进一步强调医疗照射实践的正当性和防护最优化,重申剂量限值不适用于医疗照射。特别是在防护最优化中建议考虑剂量约束,还进一步强调注意保护胚胎和胎儿。医用辐射防护的重点转向医疗照射防护。2007 年 ICRP103 号报告提出,在医疗中的放射防护不仅包括患者的防护,也包括照顾和抚育者以及参与生物医学研究的志愿者的防护。所有这些人员的防护都需要特殊考虑。

UNSCEAR 报告书揭示,医用辐射是不断增加的最大的人工电离辐射来源,因此医用辐射防护已经成为涉及所有公众成员及其后代健康的重要公共卫生问题,正越来越引起社会各界普遍关注。加强医用辐射防护是放射防护领域新进展的显著特点。

随着计算机技术、网络技术、材料科学等学科技术的发展,医用辐射三大分支空前发展,γ 刀、X 刀开创了立体定向放疗技术,适形放射治疗、调强放射治疗(IMRT)开创了精确放疗新技术。CT 不断更新换代和迅速普及,其应用占医疗照射的比重持续上升,成为医用辐射防护关注的热点。此外,新兴的介入放射学使临床诊断及治疗技术更趋于微创、快速、安全及有效,其发展和应用几乎遍及各个临床学科。鉴于其操作的特殊性,介入放射学中工作人员和患者的防护成为医用辐射防护的又一个热点课题。

目 录

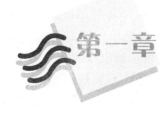

基础知识

第一节　电离辐射的医学应用及发展

一、电离辐射的来源

自从地球形成以来,电离辐射就与生物形成与进化并存,这部分主要包括宇宙射线和地壳陆地辐射以及室内外环境中的氡等,这种天然存在的电离辐射也称为天然本底辐射。宇宙射线包含来自银河系称为初级宇宙射线的各种高能粒子,以及初级宇宙射线进入地球大气层后,与大气层中原子核相互作用产生级联效应或次级核反应而形成的次级宇宙射线。大气层为我们阻挡了许多高能的宇宙射线。地球上的天然放射性核素分为宇生放射性核素和原生放射性核素。宇生放射性核素主要是由于宇宙射线与大气层和地球表层原子核相互作用而产生的,如宇生放射性核素^3H、^7Be、^{14}C、^{22}Na等。原生放射性核素是自地球存在以来就存在于地壳里的放射性核素,地壳陆地表面的土壤、岩石、水、大气乃至包括人体在内的生物组织和植物组织中,都存在天然的原生放射性核素,对人体照射影响较大的原生放射性核素主要有铀系、钍系、锕系核素及^{40}K、^{87}Ru等。随着社会的进步,人们接受天然电离辐射照射会因人为活动的时空变化而增加。例如,越来越多的人乘坐飞机,增加了受宇宙射线的照射机会;地下空间的开发利用增加了受地壳γ辐射和氡的照射的可能;建筑材料、室内装修材料(天然石材)以及室内滞留时间的增加也加大了人类接受氡和其他原生放射性核素照射的份额。

近一个多世纪以来,随着科学技术发展,人类陆续在医疗、能源、工业、农业、地质、考古、军事等领域乃至日常生活中不断开发利用电离辐射技术,给人类带来了人工电离辐射照射。人工电离辐射包括医疗诊断与治疗、核技术研究及教学、核反应堆及其辅助设施、核试验沉降物污染、核工业职业照射、一般工业应用(工业探伤、料位计等)、核与辐射事故意外照射、国民经济中民用产品(显像管电视机、烟雾探测器等)、装饰性建筑材料等。

医疗照射是全球公众接受的最大人工电离辐射的来源,并且还在不断增加。因此,医疗放射学、介入放射学、核医学、放射肿瘤学等医用辐射所致受检者与患者的医疗照射防护越来越引起全社会的关注。

据 UNSCEAR 2008 年报告,环境中各种辐射来源所致的全球人均年有效剂量约为 3.0 mSv,其中 80%(2.4 mSv)来自天然辐射,19.6%(约 0.6 mSv)来自医疗照射,其余的 0.4%(约 0.01 mSv)来自其他人工辐射源(图 1-1)。表 1-1 给出了全球天然和人工电离辐射源所致公众的人均年有效剂量及其典型范围。医疗照射来源中,每年约有 31 亿人次接受放射诊断检查(人均年有效剂量 0.62 mSv),4.8 亿人次接受牙科放射学检查(人均年有效剂量 0.001 8 mSv),3 270 万人次接受核医学检查(人均年有效剂量 0.031 mSv),510 万人次接受治疗性照射。

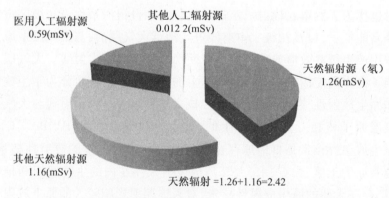

图 1-1　电离辐射所致全球居民人均年有效剂量及其分布

表 1-1　全球天然和人工电离辐射源所致公众的人均年有效剂量

照射来源	人均年有效剂量（mSv）	范　围
天然本底辐射	2.4	典型范围 1 mSv～13 mSv,高本底地区可达 10 mSv～20 mSv,天然本底辐射占全球公众平均年剂量:79%
诊断性医疗照射	0.62	不同保健水平国家与地区:0.03 mSv～2.0 mSv,不包括治疗
牙科	0.0018	占全球公众平均年剂量:<0.1%
核科学	0.031	占全球公众平均年剂量:1.1%
诊断性医疗照射（∑总计）	0.66	占全球公众平均年剂量:20%
大气层核试验沉降物	0.005	1963 年高达 0.11 mSv,北半球高于南半球
切尔诺贝利核事故	0.002	已从最大的 1986 年北半球平均值 0.04 mSv逐渐下降,事故现场附近较高
核燃料循环	0.0002	随核电站的增加而升高,又随技术的改进而降低

二、医用辐射的发展

X 射线的发现标志着现代物理学时代的到来,而 X 射线的应用使医学发生了巨大变革,在过去的 100 多年里,电离辐射技术以其独特的作用在生命科学研究、医学诊断与治疗上做出了重要贡献。图 1-2 简要概括了各种辐射在医学中的应用及各分支学科的内在联系与主要内涵。

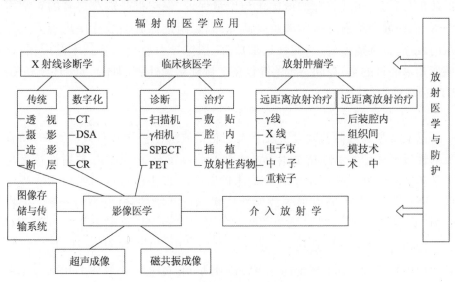

图 1-2　电离辐射的医学应用

（一）放射诊断学

人体医学 X 线检查包括普通 X 线检查(X 线摄影和 X 线透视)、X 线造影和 X 线特殊检查,如乳腺摄影、体层摄影等。

20 世纪初,人们利用 X 线的穿透性、能激发荧光物质产生可视影像以及能使胶片感光形成黑白影像的特性,在医用诊断 X 线设备上实现了透视和摄影,用以疾病的检查诊断,先后开发了断(体)层 X 线摄影、移动式 X 线透视和摄影、X 线电视、车载 X 线机、C 形臂 X 线机等医用诊断设备,在影像接收器方面研发出影像增强器以及摄影胶片的各种片屏组合增感屏等。

20 世纪 70 年代,随着计算机技术和网络技术的发展,X 线计算机断层(CT)扫描机的出现标志着医学诊断的又一次革命。自此以后,数字化 X 线设备不断涌现,CT 也在短短 20 年间经历了五代更新,随后问世的多排(层)螺旋 CT 又迅猛发展,加上数字减影血管造影(DSA)、数字胃肠点片(DSI)、计算机摄影(CR)、数字摄影(DR)以及双 X 射线源 CT 等新设备、新技术和新方法接连涌现,显著地提高了临床医学中的放射诊断质量。

（二）放射肿瘤学(放射治疗学)

放射治疗(简称"放疗")是肿瘤治疗的重要手段之一,从早期的镭针、^{60}CO 治疗机、深部 X 线治疗机,到现在的医用电子加速器、γ 刀、中子刀、质子加速器、放射性粒子植入等新技术方兴未艾。

在肿瘤放疗中,一般处方吸收剂量高达几十戈瑞(Gy),由于放射线在杀伤肿瘤组织的过程中不可避免地损伤了周围的健康组织,如何加强肿瘤放疗的防护与安全,实现放疗的最优化与质量保证,保护接受放疗患者的正常组织等,已经成为放射肿瘤学的重要研究课题,因此在肿瘤放疗中出现了立体定向放疗、三维适形放疗、调强适形放疗、图像导引放疗等新技术的应用,这些新技术的目的是:在同一台治疗设备上做到精确计划(TPS)、精确定位(IG-RT)和精确治疗(IMRT)。

（三）临床核医学

反应堆和加速器的问世引发了人工制备放射性核素新时代的到来,随着放射性核素标记和示踪技术用于人体脏器的显像及功能测定,放射性核素与医学相结合产生了核医学学科。临床核医学既有各种核素显像与功能测定的诊断检查,又有不断发展的放射性核素标记药物的靶向治疗(俗称"生物导弹")。

1940 年,放射性核素制剂在临床上开始使用;20 世纪 50 年代,先后研制出扫描机和 γ 照相机;60 年代,^{99}mTc 发生器和 ^{99}mTc 标记显像剂相继用于临床;70 年代,电子计算机的应用把核医学推进到定量与动态核医学的新阶段,单光子发射计算机断层显像(SPECT)装置问世,使许多功能性的疾病可以通过 SPECT 得以诊断。

20 世纪 90 年代,分子核医学崛起,开创了核医学的新篇章,PET 运用人工生产的正电子发射体的核素标记生理性化合物或代谢底物、氨基酸、受体的配体及水等,可以显示人体脏器或组织的代谢活性及受体的功能与分布,PET 的出现使得医学影像技术达到了一个崭新的水平,它能够无创伤性、动态、定量评价活体组织或器官,并在生理状态下及疾病过程中根据细胞代谢活动的生理、生化改变,获得分子水平的影像信息,这是目前其他任何方法所无法实现的,它为疾病的早期诊断开创了新纪元。

核医学的不断发展同样要求加强与之相适应的放射防护与安全,尤其是核医学中既有外照射又有复杂的内照射放射防护问题,需要重视和加强。

(四)其他医学应用

(1)介入放射学 从单一的 X 射线诊断到影像医学的发展,近代医学放射学不仅在疾病诊断上显现出独特的优势,而且随着生物医学、材料科学以及导管、导丝和各种检查技术的发展,已跨越诊断范畴延伸到介入放射学诊疗的时代。

介入放射学(intelvemional radiology)是在影像学方法的引导下,采用经皮穿刺插管等方法对患者进行血管造影,采集病理学、生理学、细胞学、生物化学等检查资料,开展药物灌注、血管栓塞或扩张成形、体腔引流以及临床疾病等微创伤的方法进行诊断和治疗。

介入诊断与治疗的领域日益扩大,几乎涉及各个临床学科,尤其是在心血管、脑血管、外周血管以及肿瘤等方面,它的诊治优势越来越凸显,介入医学的发展将与内科学、外科学并列为现代临床医学的三大支柱。但是,介入放射学是近台放射性操作,对患者和有关工作人员所致的照射剂量较大,已成为辐射防护学最难的课题之一。

(2)非电离辐射应用 医学上非电离辐射的应用包括磁共振成像(MRI)、电磁辐射治疗(如射频消融技术、高频电疗等)、超声波成像与碎石、激光治疗与美容、红外线治疗等。

(3)医学影像学的融合 影像融合技术是利用计算机将多种影像学检查的图像信息进行数字化综合处理,将多源数据进行空间配准后,产生一种全新的信息影像,以获得对研究对象的一致性描述,同时融合各种检查的优势,以达到辅助诊断的目的。影像融合技术采用医学检查优势互补的方法,集成了传统放射学、数字化放射学、核医学显像、超声波成像、磁共振成像五大类医学成像方法。

21世纪的医学影像学将成为医学和生物学中发展最快的学科之一,影像学的诊断方法将由以大体形态成像为主向生理、功能代谢成像转变,其对比增强由一般性向组织、疾病特异性转变,图像分析由定性向定量方向发展,诊断模式也由原来的胶片采像与阅读逐渐向数字采像和电子传输的无胶片方向转变。

由于电子学、计算机等信息学科的飞速发展,医学图像的存储和传输通信系统、远程传输、介入放射学与微创伤外科学的相互融合,在临床医学诊疗中相继出现了PET-CT、SPECT-CT、PET-MR,以及三种图像融合和区域性图像技术融合处理中心的建立,一个新的"网络影像学"时代已经到来。

三、医学辐射防护学的发展

在X射线被发现的第二年,就有个别从事该项研究的人员出现皮炎和眼部炎症,却没有引起人们的重视。早期简陋的X射线机以及不当的使用,先后发生了一系列放射损伤案例,如无防护条件的X线影像学检查、用X线照射治疗强直性脊柱炎引起的放射伤害等,后来人们才开始关注放射线的安全与防护。

1913年,德国首先成立伦琴学会并发布了有关指南;1920年后,美国和英国成立X线和镭放射防护委员会;1925年,召开了第一届国际放射学大会,提出以30 d内接受X线照射出现"红斑"剂量的1/100作为"耐受标准"。1928年,成立了国际X线和镭防护委员会(IXRPC),此后由于战争的原因停止了工作,直到1950年才恢复工作,并正式改名为国际放射防护委员会(ICRP)。

早期的放射防护从关注明显的躯体效应到进一步考虑突变效应、致癌效应和遗传危险而不断演进,当时人们一直致力于寻求一个能区分危险与安全界限的剂量限值,先后出现过红斑剂量、耐受剂量、容许剂量等现在认为是不够严谨的概念。

1977年,ICRP出版第26号出版物,淘汰了沿用数十年的"最大容许剂量"概念,提出放射实践的正当性、放射防护的最优化和个人剂量限值三项原则构成的放射防护体系。1990年,ICRP以第60号出版物取代了26号出版物;2007年,ICRP的基本建议书又再次更迭,以103号出版物取代第60号出版物,更新了辐射权重因数和组织权重因数的数值,但放射防护的指导思想依然是不断充实和完善放射实践的正当性、放射防护的最优化和个人剂量限值等三项基本原则构成的放射防护体系。

回顾放射防护的发展历史,放射防护经历了四个阶段的发展历程。第一个阶段是早期提出的"红斑剂量、耐受剂量和最大容许剂量"等;第二个阶段以 1977 年 ICRP 第 26 号建议书为代表,在职业照射、医疗照射方面提出了放射实践的正当性、放射防护的最优化以及个人剂量限值等基本原则,具有重要里程碑式意义;第三个阶段以 1990 年 ICRP 发表的第 60 号建议书为标志,进一步充实和改进了放射防护基本原则的放射防护体系;第四个阶段从 2007 年 ICRP 发表第 103 号建议书开始,更新了"辐射权重因数""组织权重因数"和"标称危险系数"概念,进一步充实了放射防护体系,把照射分为计划照射、应急照射、现存照射三类,改变了过去关于实践和干预的基本分类方法,突出了放射防护最优化,强化了医疗照射防护。

四、医用辐射防护的目的与任务

(1)辐射防护的目的 防止有害的确定性效应(组织反应)发生,并限制随机性效应的发生率,保证人类接受各种照射实践活动的量达到被认为是可以接受的水平。

(2)辐射防护的任务 研究辐射对人类健康的影响和规律,提供辐射防护质量保证的安全措施,保证人类接触伴有各种辐射的有益实践活动的安全,既要促进核能利用及其核辐射科学技术的发展,又要最大限度地预防和缩小辐射对人类的危害,趋利避害,以尽可能低的照射剂量获取最大的效益。

近 30 多年来,国际辐射防护组织和我国放射防护标准均使用被普遍接受的"线性无阈模型",要求各种放射实践活动开展必须以"利大于弊"为基本准则,并协调个人与社会的利益,辐射防护既要根据科学判断,还要包括社会判断,致力于有效防止发生电离辐射诱发的确定性效应,同时尽量把随机性效应的发生概率合理控制在可以接受的水平。

第二节 原子结构 X 线核素与原子核的衰变

一、原子结构

人们对微观世界的探索由来已久,原子结构理论的形成却经历了一个漫长的过程。远古时代的哲学家对物质的结构提出了许多设想,有人认为物质是由简单的、不可分割的基本单元即"原子"构成,这就是原始的原子学说。建立在科学基础上的原子学到了近二三百年内才发展起来。1666 年,艾萨克·牛顿(Isaac Newton,1643—1727)发现了光谱,在后来著成的《光学》一书中,他认为光是由非常微小的微粒组成的,普通物质是由较粗微粒组成的。1803 年,约翰·道尔顿(John Dalton,1766—1844)提出了原子论,认为化学元素是由原子构成的,而原子是微小的不能再分的实心球体。1897 年,约瑟夫·约翰·汤姆逊(Joseph John Thomson,1856—1940)发现了电子,由此否定了道尔顿的"实心球"模型。1911 年,汤姆逊的学生欧内斯特·卢瑟福(Ernest Rutherford,1871—1937)根据 α 粒子的散射实验提出了原子的核式模型假设,即原子是由原子核和核外电子所组成。从此以后,原子就被分成两部分处理:核外电子的运动构成了原子物理学的主要内容,而原子核则成了另一门学科——原子核物理学的主要研究对象。原子和原子核是物质结构的两个层次,但也是相互关联又泾渭分明的两个层次。

电子是人类发现的第一个微观粒子。电子带负电荷,电子电荷值为

$$e = 1.602\ 177\ 33 \times 10^{-19}\text{C}$$

电子电荷是量子化的,即任何电荷只能是 e 的整数倍。电子的质量为

$$m_e = 9.109\ 389\ 7 \times 10^{-31}\ \text{kg}$$

原子核带正电荷,原子核的电荷集中了原子的全部正电荷。

原子的大小是由核外运动的电子所占的空间范围来表征的,原子可以设想为电子以原子核为中心的、在距核非常远的若干轨道上运行。原子的大小即半径约为 10^{-8} cm 的量级。以铝原子为例,其半径约为 1.6×10^{-8} cm,铝金属的密度 $\rho = 2.7$ g/cm^3。

根据原子的核式模型,原子由原子核和核外电子组成。原子核核外电子又常称为轨道电子,把电子看成沿一定的轨道运动,不过是一种近似的模型,但它能很好地解释元素周期表及一系列光谱的特性。实际上,电子在核外各轨道呈一定的概率分布,但在一定的"轨道"上的概率分布较大而已。

原子的轨道电子离核的距离是不能取任意值的,这也是微观世界的量子特性的一种表现。电子轨道按照一定的规律形成彼此分离的壳层。

最靠近核的一个壳层称为 K 层,在它外面依次为 L 壳层、M 壳层、N 壳层、O 壳层等,依次类推。通常用量子数 $n(n = 1,2,3,\cdots)$ 代表壳层,并分别对应 K 壳层,L 壳层,M 壳层……壳层。每个壳层最多可容纳 $2n^2$ 个电子,以 K 壳层而言,最多可容纳 2 个电子;L 壳层最多可容纳 8 个电子;M 壳层为 18 个电子……

处于不同壳层的电子具有不同的位能,通常用能级图来表示其大小。由于核带正电,电子带负电,当电子由无穷远处移动到靠近原子核的位置时是电场力做功,K 壳层的能级最低,或者说负得最多。

能级的能量大小就等于该壳层电子的结合能。假如要使该壳层电子脱

离核的束缚成为自由电子就需外界做功。结合能是负值,通常以 keV 为单位,K 壳层电子的结合能的绝对值最大。

二、X 线

在正常状态下,电子先充满较低的能级,但当原子受到内在原因或外来因素的作用时,处在低能级的电子有可能被激发到较高的能级上(称为激发过程);或电子被电离到原子的壳层之外(称为电离过程)。在这种情况下,在原来的低能级上会留下一个空位,更高能级上的电子就跃迁到这个空位,相应放出此两能级之差的能量,一般这部分能量主要以电磁辐射的形式释放一个光子。当发生内壳层电子跃迁(如 K 层出现一个空位,L 层电子跃迁到 K 层)时,光子能量较高,或者说其电磁辐射的频率比较高,而且不同元素的原子均有不同、特定的能量,所以,通常又称作特征 X 线。

X 线广泛用于医疗、工业和科研部门,一般由 X 线机产生。最常见的 X 线机是工作电压低于 400 kV 的各种医用诊断机、深部治疗机、工业探伤机和 X 线衍射仪。至于能量高达 2 MeV ~ 30 MeV 的高能 X 线都由电子加速器产生。

X 线机主要由 X 线管和高压电源组成。X 线管由安装在真空玻璃壳中的阴极和阳极组成,如图 1-3 所示。阴极是钨制灯丝,它装在聚焦杯中。当灯丝通电加热时,电子就"蒸发"出来。聚焦杯的作用是使这些电子聚焦成束,直接向嵌在铜阳极中的靶体射出。高压加在 X 线管两极之间,使电子在射到靶体之前被

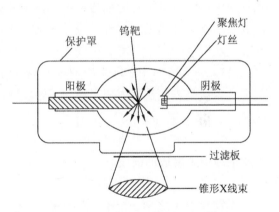

图 1-3 X 线管及 X 线产生的示意图

加速达到很高的速度。靶体一般用高原子序数的难熔金属如钨、铂等制成。当电子达到靶原子核附近时,在原子核库仑场的作用下,运动突然受阻,其能量以电磁波(X 线)的形式放出。假如一个电子的全部动能 E 变成一个光子,就可获得最大能量的 X 线,也就是最短波长的 X 线。由 X 线管产生的 X 线的波长分布,以最短波长为起点,形成如图 1-4 所示的连续谱,称为轫致 X 线(或连续 X 线),简称为 X 线。

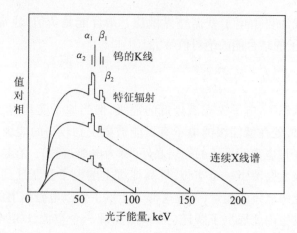

图1-4　能量为65、100、150、200 keV 电子轰击厚钨靶时产生的连续 X 线谱和特征 X 线

三、核素和原子核衰变

1896 年,安东尼·亨利·贝克勒尔(Antoine Henri Becquerel, 1852—1908)发现了铀的放射现象,这是人类第一次在实验室里观察到原子核现象。他发现用黑纸包得很好的铀盐仍可以使照相底片感光,实验结果说明铀盐可以放射出能透过黑纸的射线。通常人们把这一重大发现看成是核物理学的开端。随后,1897 年皮埃尔·居里(Pierre Curie, 1859—1906)和玛丽·居里(Marie Curie, 1867—1934)夫妇发现放射性元素钋和镭。1903 年,卢瑟福证实了 α 射线是正电荷的氦原子核,β 射线是电子。1911 年进而提出原子的核式模型。1932 年,詹姆斯·查德威克(James Chadwick, 1891—1974)发现中子。沃纳·卡尔·海森堡(Wemer Karl Heisenberg 1901—1976)则提出原子核由质子和中子组成的假设。

(一)原子核的组成及其表示

在发现中子之前,当时人们知道的"基本"粒子只有两种:电子和质子。因此,把原子核假定是由质子和电子组成的想法就非常自然了,但从其一开始就遇到了不可克服的困难。

在查德威克发现中子之后,海森堡很快就提出原子核由质子和中子所组成的假说。上述困难就不再存在,而且有一系列的实验事实支持这一假说。

中子和质子的质量相差甚微,它们的质量分别为:

$$m_n = 1.008\ 664\ 92\ u$$

$$m_p = 1.007\ 276\ 46\ u$$

这里,u 为原子质量单位。1960 年国际上规定把 ^{12}C 原子质量的 1/12 定

义为原子质量单位,用 u 表示:

$$1\ u = 1.660\ 540\ 2 \pm 0.000\ 001\ 0 \times 10^{-27}\ kg$$

$$1\ u = 1.660\ 540\ 2 \pm 0.000\ 001\ 0 \times 10^{-24}\ g$$

$$1\ u = 931.494\ 012\ MeV/c^2$$

原子核的质量远远超过核外电子的总质量,因此,原子的质量和原子核的质量非常接近。原子核的线度只有几十飞米($1\ fm = 10^{-15}m = 10^{-13}\ cm$),而密度高达 $10^{11}\ kg/cm^3$。物质的许多化学及物理性质、光谱特性基本上只与核外电子有关,而放射现象则主要归因于原子核。

中子为中性粒子,质子为带有单位正电荷的粒子。在提出原子核由中子和质子组成之后,任何一个原子核都可由符号 $_Z^A X$ 来表示。左下标 Z 表示质子数或正电荷数,左上标 A(A = N + Z)为核内的核子数,又称质量数。核素符号 X 与质子数 Z 具有唯一、确定的关系,如 $_4^{14}He$、$_8^{16}O$、$_{92}^{238}U$ 等。Z 在原子核中为质子数,在原子中则为原子序数。只要元素符号 X 相同,不同质量数的元素在周期表中的位置相同,就具有基本相同的化学性质。例如,^{235}U 和 ^{238}U 都是铀元素,两者只相差 3 个中子,它们的化学性质及一般物理性质几乎完全相同;但是,它们是两个完全不同的核素,它们的核性质完全不同。

(二)核素(nuclide)

核素是指在其核内具有一定数目的中子和质子以及特定能态的一种原子核或原子。例如,$_{86}^{208}Ti$、$_{82}^{208}Pb$ 是独立的两种核素,它们有相同的质量数而原子核内含有不同的质子数;$_{38}^{90}Sr$、$_{39}^{91}Y$ 是原子核内含有不同的质子数和相同的中子数的独立的两种核素;$_{27}^{60}Co$ 和 $_{27}^{60m}Co$ 是独立的两种核素,它们的原子核内含有相同的质子数和中子数,而核所处的能态是不同的。

(三)原子核衰变

已经发现的天然存在的和人工产生的核素约 2 000 个,其中天然存在的核素约有 332 个,其余皆为人工制造的。天然存在的核素可分为两大类:一类是稳定的核素,如 $_{20}^{40}Ca$、$_{83}^{209}Bi$ 等,自然存在的稳定核素约有 270 个;另一类是不稳定的核素。不稳定核素是指其原子核会自发地转变成另一种原子核或另一种状态并伴随一些粒子或碎片的发射,它又称为放射性原子核,如 $_{80}^{210}Po$(发射 α 粒子)、$_{88}^{222}Ra$(发射 α 粒子、β 粒子)、$_{79}^{198}Au$(发射 β 粒子)。

在无外界影响下,原子核自发地发生转变的现象称为原子核的衰变。核衰变有多种形式,如 α 衰变、β 衰变、γ 衰变,还有自发裂变及发射中子、质子的蜕变过程。

第三节　辐射剂量学基础

剂量学中的量是为了对辐射与物质相互作用产生的真实效应和潜在影响提供一种物理学上的量度。这些量的数值,既依赖于辐射场的性质,又依赖于辐射与物质相互作用的程度。所以,剂量学中的量,一般可以通过辐射场的量与相互作用有关的系数的乘积来计算。鉴于剂量学的量一般可以直接测量,因此通常不采用乘积的形式来定义这些量。

一、吸收剂量

吸收剂量在剂量学的实际应用中是一个非常重要的量。下面先介绍与之相对应的随机量——授与能,然后讨论吸收剂量以及与其他辐射量的关系。

（一）授与能

授与能 ε 是电离辐射以电离、激发的方式授与某一体积物质的能量。其定义为:

$$\varepsilon = R_{in} - R_{out} + \sum Q$$

式中,R_{in} 是进入该体积的辐射能,即进入该体积的所有带电和不带电粒子的能量的总和;R_{out} 是从该体积逸出的辐射能,即离开该体积的所有带电和不带电粒子的能量的总和;$\sum Q$ 是在该体积中发生任何核变化时,所有原子核和基本粒子静止质量能变化的总和。

授与能 ε 的单位是 J。

由于辐射源发射的电离粒子以及它们与物质的相互作用都是随机的,在某一体积内发生的每一过程,无论其发生的时间、位置,还是能量传递的多少,都具有统计涨落的性质。因此,授与能 ε 是一个随机量。但是,它的数学期望值,即平均授与能 $\bar{\varepsilon}$ 是非随机量。

（二）吸收剂量

吸收剂量 D 是单位质量受照物质中所吸收的平均辐射能量。其定义为 $d\bar{\varepsilon}$ 除以 dm 所得的商,即:

$$D = d\bar{\varepsilon} / dm$$

式中,$d\bar{\varepsilon}$ 是电离辐射授与质量为 dm 的物质的平均能量。

吸收剂量 D 的单位是 $J \cdot kg^{-1}$,专门名称是戈瑞(Gray),符号 Gy。1 Gy = $1 J \cdot kg^{-1}$。

吸收剂量适用于任何类型的辐射和受照物质,并且是个与一个无限小体积相联系的辐射量,即受照物质中每一点都有特定的吸收剂量数值。因此,在给出吸收剂量数值时,必须指明辐射类型、介质种类和所在位置。

二、比释动能

同谈论吸收剂量相似,先介绍与比释动能相对应的随机量即转移能,再讨论比释动能本身以及与其他辐射量之间的关系。

（一）转移能

转移能 ε_{tr} 是不带电粒子在某一体积元内转移给次级带电粒子的初始动能的总和,其中包括在该体积内发生的次级过程所产生的任何带电粒子的能量。

转移能 ε_{tr} 同授与能 ε 一样也是随机量。其数学期望值,即平均转移能 $\bar{\varepsilon}_{tr}$ 是非随机量。

（二）比释动能

不带电粒子授与物质的能量的过程可以分成两个阶段。第一,不带电粒子与物质相互作用释出次级带电粒子,不带电粒子的能量转移给次级带电粒子;第二,带电粒子将通过电离、激发,把从不带电粒子那里得来的能量授与物质。吸收剂量是表示第二过程的结果。为了表示第一过程的结果,引进了另一个新辐射量,即比释动能。

比释动能 K 定义为 $d\varepsilon_{tr}$ 除以 dm 所得的商,即:

$$K = d\varepsilon_{tr}/dm$$

式中, $d\varepsilon_{tr}$ 是不带电粒子在质量 dm 的物质中释出的全部带电粒子的初始动能总和的平均值,它既包括这些带电粒子在轫致辐射过程中辐射出来的能量,也包括在该体积内发生的次级过程所产生的任何带电粒子的能量。

比释动能 K 的单位与吸收剂量的单位相同,即 $J \cdot kg^{-1}$ 或 Gy。

比释动能只适用于不带电粒子,但适用于任何物质。它也是一个与无限小体积相联系的辐射量。在受照物质中每一点上都有它特定的比释动能数值。所以在给出比释动能数值时,也必须同时指出与该比释动能相联系的物质和该物质的部位。

（三）比释动能与吸收剂量的关系

在带电粒子平衡条件下,不带电粒子在某一体积的物质中,转移给带电粒子的平均能量 $d\bar{\varepsilon}_{tr}$ 就等于该体积元物质所吸收的平均能量 $d\bar{\varepsilon}$。若该体积元物质的质量为 dm,则:

$$K = \frac{d\bar{\varepsilon}_{tr}}{dm} = \frac{d\bar{\varepsilon}}{dm} = D$$

三、照射量

照射量是个历史悠久、变化较大的量。这里主要讨论照射量的基本概念,然后讨论它与其他辐射量之间的关系。

（一）照射量

照射量是一个用来表示 X 或 γ 射线在空气中产生电离能力大小的辐射量。

照射量 X 定义为 dQ 除以 dm 所得的商,即:

$$X = dQ/dm$$

式中,dQ 的值是 X 或 γ 射线在质量为 dm 的空气中,释放出来的全部电子(正、负电子)完全被空气阻止时,在空气中产生一种符号的离子的总电荷的绝对值。

定义中的 dQ 不包括光子在空气中释放出来的次级电子产生的轫致辐射被吸收后产生的电离。不过,这仅在光子能量很高时才有意义。

照射量的单位是 $C \cdot kg^{-1}$。

照射量只用于量度 X 或 γ 射线在空气介质中产生的照射效能。但是,实际工作中,常说到除空气以外的其他介质中某点处的照射量为多少时,这一照射量数值应理解为在所考察的那点处处置少量空气后测量的照射量值。

（二）吸收剂量、比释动能和照射量的区别

前面已讨论了吸收剂量、比释动能和照射量这三个辐射量之间的关系。这里将它们之间的区别简要地列在表 1-2 中。

表 1-2　D、K 和 X 的区别

辐射量	吸收剂量 D	比释动能 K	照射量 X
适用范围	适用于任何带电粒子及不带电粒子的任何物质	适用于不带电粒子如 X、γ 光子、中子等的任何物质	仅适用于 X 或 γ 射线,并仅限于空气介质
剂量学含义	表征辐射在所关心的体积 V 内沉积的能量,这些能量可来自 V 内或 V 外	表征不带电粒子在所关心的体积 V 内交给带电粒子的能量,不必注意这些能量在何处,以何种方式损失	表征 X 或 γ 射线在所关心的空气体积 V 内交给次级电子用于电离、激发的那部分能量

第四节　电离辐射与物质的相互作用

辐射可以分为带电粒子辐射和非带电粒子辐射。其中带电粒子通过物质时,在同物质原子中的电子和原子核发生碰撞,进行能量的传递和交换,其中一种主要的作用是带电粒子直接使原子电离或激发。而非带电粒子则通过次级效应产生次级带电粒子而使原子电离或激发。能够直接或间接引起介质原子电离或激发的核辐射通常叫做电离辐射。因此,电离辐射同物质的作用过程和所产生的效应不仅是核科学本身深入发展和核技术广泛应用的基础,也是人们采取有效措施防护核辐射,避免危害人体的基础依据。

一、带电粒子与物质的相互作用

（一）带电粒子能量损失方式之一——电离损失

（1）电离与激发　任何快速运动的带电粒子通过物质时,由于入射粒子和靶原子核外电子之间的库仑力作用,使电子受到吸引或排斥,使入射粒子损失部分能量,而电子获得一部分能量。如果传递给电子的能量足以使电子克服原子的束缚,那么这个电子就脱离原子成为自由电子;而靶原子由于失去一个电子而变成带一个单位正电荷的离子——正离子,这一过程称为电离。电离过程可以表示如下:

$$A \longrightarrow A^+ + e^-$$

式中 A 为原子;A^+ 为正离子;e^- 为电子。

如果入射带电粒子传递给电子的能量较小,不足以使电子摆脱原子核的束缚成为自由电子,只是使电子从低能级状态跃迁到高能级状态(原子处于激发状态),这种过程叫原子的激发。处于激发态的原子是不稳定的;原子从激发态跃迁回到基态,这种过程叫做原子退激,释放出来的能量以光子形式发射出来,这就是受激原子的发光现象。

（2）电离能量损失率　带电粒子与物质原子中核外电子的非弹性碰撞,导致原子的电离或激发,是带电粒子通过物质时动能损失的主要方式。我们把这种相互作用引起的能量损失称为电离损失。

入射带电粒子在物质中穿过单位长度路程时由于电离、激发过程损失的能量叫做电离能量损失率。从物理角度来说,电离能量损失率也叫做物质对带电粒子的阻止本领。

电离能量损失率随入射粒子速度增加而减小,呈平方反比关系;电离能量损失率与入射粒子电荷数平方成正比,入射粒子电荷数越多,能量损失率就越大;电离能量损失率与介质的原子序数和原子密度的乘积成正比,高原子序数和高密度物质具有较大的阻止本领。

（3）平均电离能　每产生一个离子对所需要的平均能量叫做平均电离能,以 W 表示。不同物质中的平均电离能是不同的,但不同能量的 α 粒子在同一种物质中的平均电离能近似为一常数,如在空气中的 W 值等于 35 eV。由此,我们可以估算 α 粒子穿过空气层时所产生的离子对数目。例如,^{210}Po 的 α 粒子能量为 5.3 MeV,在空气中能量全部耗尽所产生的离子对数目为 1.56×10^5 个。

（二）带电粒子能量损失方式之二——辐射损失

由经典电磁理论可知,高速运动的带电粒子受到突然加速或减速会发射出具有连续能量的电磁辐射,通常称作轫致辐射,其能量最小值为 0,最大值为电子的最大动能。X 线管和 X 线机产生的 X 线就是轫致辐射。核辐射 β 粒子在通过介质时,由于受到原子核库仑场的作用,其运动速度大小和方向都发生了变化,表明有加速度存在,因此伴有轫致辐射产生,最大能量为 β 粒子的最大动能,这一过程如图 1-5 所示。

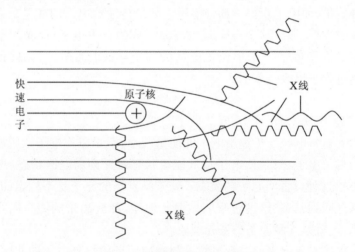

图 1-5　轫致辐射产生示意图

电子的轫致辐射能量损失率比质子、α 粒子等大得多。例如,在能量相同的条件下,质子的轫致辐射比电子小 $(1\,840)^2 = 3.4 \times 10^6$ 倍。所以对重带电粒子的轫致辐射能量损失一般忽略不计。由于轫致辐射损失与 Z^2 成正比,因此,在原子序数大的物质(如铅,$Z = 82$)中,其轫致辐射能量损失大于原子序数小(如铝,$Z=13$)的物质。

（三）射程

一定能量的带电粒子在它入射方向所能穿透的最大距离叫做带电粒子在该物质中的射程；入射粒子在物质中行经的实际轨迹的长度称作路程。

对重带电粒子(如 α 粒子)，由于其质量大，与物质原子的核外电子作用时，运动方向几乎不变，因此，其射程与路程相近。5.3 MeV 的 α 粒子在标准状态空气中的平均射程 $\bar{R}=3.84$ cm，同样能量的 α 粒子在生物肌肉组织中的射程仅为 30 μm ~ 40 μm，人体皮肤的角质层就能把它挡住，因而绝大多数 α 辐射源不存在外照射危害问题。但是当它进入体内时，由于它的射程短、电离本领高，会造成集中在辐射源附近组织的损伤，所以要特别注意防止 α 粒子进入体内。

对 β 粒子，其射程要比 α 粒子大得多。当 β 粒子通过物质时，由于电离碰撞、轫致辐射和散射等因素的影响，其径迹十分曲折，经历的路径远远大于通过物质层的厚度。加上 β 粒子具有从零到某一最高值的连续能量，β 粒子在该物质中的最大射程 R_{max} 与 β 粒子的最大能量 E_{max} 相对应。

（四）正电子湮灭辐射

原子核 β$^+$ 衰变会有正电子产生。快速运动的正电子通过物质时，与负电子一样，同核外电子和原子核相互作用，产生电离损失、轫致辐射损失和弹性散射。能量相同的正电子和负电子在物质中的能量损失和射程大体相同。但自由电子是不稳定的。正电子与介质中的电子发生的湮灭过程如下：

$$e^+ + e^- \longrightarrow \gamma(0.511 \text{ MeV}) + \gamma(0.511 \text{ MeV})$$

因此，快速运动的正电子通过物质除了发生与电子相同的效应外，还会产生 0.511 MeV 的 γ 湮灭辐射，在防护上还要注意对 γ 射线的防护。

二、γ 射线与物质的相互作用

能量在几十 keV 至几十 MeV 的 γ 射线通过物质时主要有光电效应、康普顿效应(图 1-6)和电子对效应(图 1-7)三种作用过程。这三种效应的发生都具有一定的概率。通常以截面 σ 表示作用概率的大小。若以 σ_{ph} 表示光电效应截面，σ_c 表示康普顿效应截面，σ_p 表示电子对效应截面，则 γ 射线与物质作用的总截面 $\sigma = \sigma_{ph} + \sigma_c + \sigma_p$。

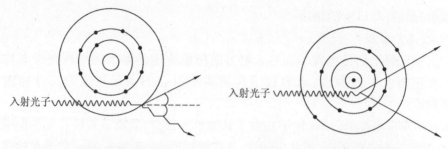

图 1-6　康普顿效应示意图　　　　图 1-7　电子对效应示意图

γ射线进入物质主要通过光电效应、康普顿效应和电子对效应损失能量。这些效应的发生使原来的 γ 光子或者不复存在,或者改变了能量成为新的光子,偏离了原来的入射方向。因此,我们可以说,入射的 γ 光子一旦同介质发生作用就从入射束中移去,只有没有同介质发生任何作用的 γ 光子才沿着原来的方向继续前进。入射的 γ 光子束中由于同介质作用而被移去的 γ 光子称作介质对 γ 光子的吸收。

假设单能平行窄束 γ 射线注量率为 I_0,垂直进入介质穿过厚度 x 后的注量率为 I,当其继续穿过厚度为 dx 的物质层时,注量率将减少 dI,这一过程如图 1-8 所示。

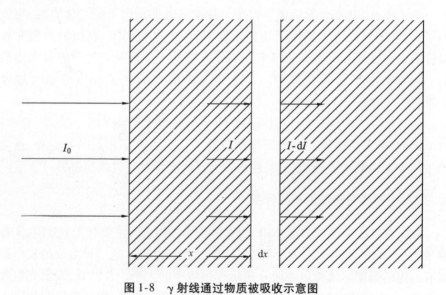

图 1-8　γ 射线通过物质被吸收示意图

三、中子与物质的相互作用

中子不带电,不能直接引起物质原子的电离或激发。由于中子不受原子核库仑场的作用,即使很低能量的中子也可深入到原子核内部,同原子核作用发生弹性散射、非弹性散射或引起其他核反应。这些过程的发生导致中子在物质中被慢化和吸收,并产生一些次级粒子,如反冲质子、γ射线、α粒子以及其他粒子等。这些粒子都具有一定的能量,它们继续同物质发生各自相应的作用,最终使物质原子发生电离和激发。因此,中子同物质相互作用也可称为一种电离辐射。

中子与原子核的作用分为两类:中子的散射——中子与原子核发生弹性散射与非弹性散射并产生反冲核;中子的俘获——中子被原子核俘获而形成复合核,再蜕变而产生其他次级粒子。

(一) 中子的散射

中子与靶核发生弹性散射,其中靶核没有发生状态变化,散射前后中子与靶核的总动能守恒。对靶核为氢核且为对心碰撞时,氢核的动能等于中子动能,即中子把自己的动能全部转移给了氢核。

在非弹性散射中,中子部分能量被反冲核吸收,反冲核可能处于激发态,这时不仅有中子出射,而且会有γ射线发射。例如,中子与碳原子核的非弹性散射会产生 4.43 MeV 的 γ 射线。在中子引起的其他核反冲中还会有质子和 α 粒子等发射出来,这些次级粒子在物质中通过电离效应损失其能量。

(二) 中子的俘获

中子进入原子核形成"复合核"后,可能发射一个或多个光子,也可能发射一个或多个粒子而回到基态。前者就称为"辐射俘获",而后者则相应于各种中子核反应。例如:

$$^1H + n \longrightarrow {}^2H + \gamma$$
$$^6Li + n \longrightarrow {}^3H + \alpha$$

有几种重原子核(如^{235}U),俘获一个中子后会分裂为 2 个或 3 个较轻的原子核,同时发出 2~3 个中子以及很大的能量(约 200 MeV),这就是裂变反应。

第五节 电离辐射的生物学效应

随着电离辐射的发现和广泛应用,人们认识到电离辐射也会对人体造成伤害,甚至会夺去人们的生命。最早发现物质放射性的贝克勒尔由于经常把铀盐带在身上,结果患上了皮炎;20 世纪 20 年代,镭被用于夜光表,涂表盘的工人经常用舌尖舔沾有镭粉的笔尖,使镭进入消化道,结果这些工人很多死于贫血或骨癌。那么,电离辐射对机体造成伤害的机制是什么?又会对机体造成怎样的伤害呢?

一、电离辐射的辐射生物效应基础

电离辐射作用于生物体引起生物活性分子的电离和激发是辐射生物效应的基础,这种电离和激发是通过直接作用和间接作用实现的。组成生物体的主要分子为生物大分子(如蛋白质、核酸、酶等)和大量水分子(约占生物组织质量的60%~70%)。电离辐射的能量直接沉积于生物大分子,引起生物大分子的电离和激发,破坏机体的核酸、蛋白质、酶等具有生命功能的物质,造成生物大分子损伤效应,这种作用称为直接作用。电离辐射首先作用于水,通过水的辐射分解产物再作用于生物大分子,引起生物大分子的物理和化学变化,这种作用称为间接作用。由于机体的多数细胞含水量很高,细胞内含有大量水分子,通常情况下这两种作用是同时存在的,而两者所占的比例则因具体情况而异。

二、电离辐射生物学效应的分类

通常情况下,辐射引起的有害健康效应可以分为两大类:确定性效应和随机性效应。机体受到高剂量照射后,由于大部分细胞被杀死或者功能丧失,器官或组织的功能会受到影响并产生临床症状,这就是确定性效应。只要机体接受的剂量足够大,确定性效应就一定会发生,因此,这种效应存在"阈剂量"。在吸收剂量低于100 mGy时,不会出现临床上的功能损伤(国际放射防护委员会第103号出版物)。前文提到的由于长期携带铀盐而发生的皮炎就是一种确定性效应。

如果射线没有杀死细胞,而是将细胞杀伤而引起了细胞突变,那么将有可能引起随机性效应。随机性效应包括两种,一种是发生在受照个体内,引起了体细胞的突变而形成的癌症;一种是发生在其后代身上,引起生殖细胞的突变而产生的遗传效应。这种效应的发生不存在"阈剂量",但是随着受照剂量的增加,发病的概率也增加。前面提到的接触镭的工人发生的骨癌就是一种随机性效应。

辐射生物效应的演变过程见图1-9。

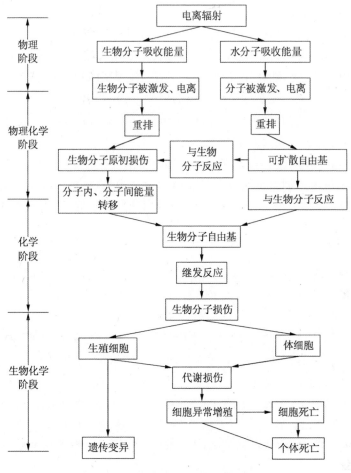

图 1-9 辐射生物效应演变过程

第六节 影响辐射生物效应的因素

影响辐射生物学作用的因素有许多,基本上可归纳为两个方面,一是与辐射有关的,称为物理因素;二是与机体有关的,称为生物因素。

一、物理因素

物理因素主要是指辐射类型、辐射能量、吸收剂量、剂量率以及照射方式等。这里首先谈论辐射类型、剂量率、照射部位和照射的几何条件等对辐射生物学作用的影响。

（一）辐射类型

不同类型的辐射对机体引起的生物效应不同，这种不同主要取决于辐射的电离密度和穿透能力。例如，α射线的电离密度大，但穿透能力很弱，因此，在外照射时，α射线对机体的损伤作用很小，然而在内照射情况下，它对机体的损伤作用则很大。在其他条件相同的情况下，就α、β、γ射线引起的辐射危害程度来说，外照射时，$\gamma > \beta > \alpha$；而内照射时，则$\alpha > \beta > \gamma$。

（二）剂量率及分次照射

通常，在吸收剂量相同的情况下，剂量率越大，生物效应越显著。同时，生物效应还与给予剂量的分次情况有关。一次大剂量急性照射与相同剂量下分次慢性照射产生的生物效应是因人不同的。分次越多，各次照射间隔时间越长，生物效应就越小。

（三）照射部位和面积

照射损伤与照射部位及受照面积密切相关，这是因为与各部分对应的器官对辐射的敏感性不同；另一方面，不同器官受损伤后对整个人体带来的影响也不尽相同。例如，全身受到γ射线照射5 Gy时可能发生重度的骨髓型急性放射病；而若以同样剂量照射人体的某些局部部位，则可能不会出现明显的临床症状。照射剂量相同，受照面积愈大，产生的效应也愈大。

（四）照射的几何条件

外照射情况下，人体内的剂量分布受到入射辐射的角分布、空间分布以及辐射能谱的影响，并且还与人体受照时的姿势及其在辐射场内的取向有关。因此，不同的照射条件所造成的生物效应往往会有很大的差别。

除以上所述外，内照射情况下的生物效应还取决于进入体内的放射性核素的种类、数量，它们的理化性质，在体内沉积的部位以及在相关部位滞留的时间等。

二、生物因素

影响辐射生物学作用的生物因素主要是指生物体对辐射的敏感性。辐射生物学研究表明，当辐射的各种物理因素相同时，不同的细胞、组织、器官或个体对辐射的反应有很大的差异，这是因为不同的细胞、组织、器官或个体对辐射的敏感程度是不同的。在辐射生物学研究中，辐射敏感性的判断指标多用研究对象的死亡率表示，有时也用所研究的生物对象在形态、功能或遗传学方面的改变程度来表示。

（一）不同生物种系的辐射敏感性

表1-3列出了受到X、γ射线照射的不同种系的生物死亡50%所需要的

吸收剂量值。由表 1-3 可见,种系的进化程度越高,机体结构越复杂,其对辐射的敏感性越高。

表 1-3 使不同种系的生物死亡 50% 所需的 X、γ 射线的吸收剂量值 LD_{50}

生物种系	人	猴	大鼠	鸡	龟	大肠杆菌	病毒
LD_{50} (Gy)	4.0	6.0	7.0	7.15	15.00	56.00	2×10^4

（二）个体不同发育阶段的辐射敏感性

一般而言,随着个体发育过程的推进,其对辐射的敏感性会逐渐降低。图 1-10 给出了人胚胎发育的不同阶段,个体对辐射敏感性的变化。由图 1-10 可见,在胚胎发育的不同阶段,其辐射敏感性表现的特点也有所不同。胚胎在器官形成期以后,个体的放射敏感性逐渐下降。

个体出生后,幼年的辐射敏感性要比成年时高,但是,老年时由于机体各种功能的衰退,其对辐射的耐受力则明显低于成年期。

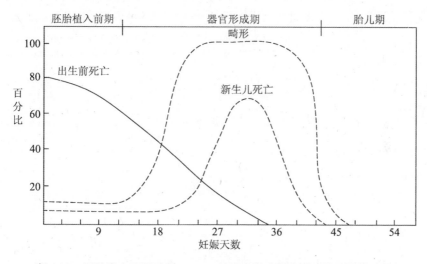

图 1-10 胚胎发育不同阶段 2 Gy X 射线照射造成死胎和畸形的发生率

（三）不同细胞、组织或器官的辐射敏感性

一般来说,人体内繁殖能力越强、代谢越活跃、分化程度越低的细胞对辐射越敏感。由于细胞具有不同的辐射敏感性,所以不同组织也具有不同的敏感性。若以照射后组织的形态变化作为敏感程度的指标,则人体组织按照辐射敏感性的高低大致可分为:

（1）高度敏感 淋巴组织（淋巴细胞和幼稚淋巴细胞）;胸腺（胸腺细

胞);骨髓(幼稚红细胞、粒细胞和巨核细胞);胃肠上皮(特别是小肠隐窝上皮细胞);性腺(睾丸和卵巢的生殖细胞);胚胎组织。

（2）中度敏感　感觉器官(角膜、晶状体、结膜);内皮细胞(主要是血管、血窦和淋巴管内皮细胞);皮肤上皮(包括毛囊上皮细胞);唾液腺;肾、肝、肺组织的上皮细胞。

（3）轻度敏感　中枢神经系统;内分泌腺;心脏。

（4）不敏感　肌肉组织;软骨和骨组织;结缔组织。

医用放射防护相关标准

卫生标准是为保障人民生活健康而制定的技术要求,是卫生法制建设的组成部分,是卫生监督执法的重要依据。放射卫生防护标准(亦称放射防护标准、辐射防护标准)是卫生标准中针对放射卫生的分支,是为了更好地应用电离辐射技术的有力武器。

放射卫生防护标准体系的研制遵循着科学性、配套性、先进性、发展性、重点突出的原则。其目的是达到控制电离辐射和放射性物质的污染,以保护放射工作人员和广大公众的健康与安全。

第一节 防护标准演变的历史回顾

放射防护标准不是静止不变的,必须随着人们对电离辐射本质认识的不断深化而不断地更新和完善,其演变进展是我国放射防护事业不断进步的缩影,也反映我国核科学技术及其应用的不断发展。有学者将我国放射防护基本标准的发展历程分为四代,现就这几代标准作一简单介绍。

第一代:《放射性工作卫生防护暂行规定》与配套标准

20世纪50年代,我国除X射线诊断在各级医院中应用有一定规模外,放射治疗和放射性同位素的医学应用还较为有限。为了保证放射工作人员和公众的身体健康与安全,1960年国务院批准了《放射性工作卫生防护暂行规定》(以下简称"暂行规定")由当时的卫生部和国家科委联合下达在国内执行。同时,根据"暂行规定",卫生部和国家科委组织制定了与之配套的《电离辐射的最大容许量标准》、《放射性同位素工作的卫生防护细则》、《放射性工作人员的健康检查须知》等三个技术法规,于 1960 年 2 月与"暂行规定"同时发布试行。"暂行规定"与三项配套的标准、细则等,构成了我国最早的放射防护法规标准,可以视为我国第一代放射防护基本标准。

"暂行规定"及配套标准、细则等,把技术标准与管理规定结合在一起。受历史条件限制,《电离辐射的最大容许量标准》等主要参照原苏联有关标准编制。虽然第一代放射防护标准有许多局限性,但是对我国新生的原子能事业的创建与发展依然发挥了十分重要的保障与推动作用。

第二代:GBJ8—1974《放射防护规定》

20 世纪 60 年代,我国核科学技术及其应用迅速发展。1964 年,我国成功地爆炸了第一颗原子弹,标志着我国从此进入核大国行列。同一时期,不仅核工业有了长足进步,而且放射性同位素与射线装置在各行各业的应用也日益广泛。以国产医用诊断 X 射线机制造业为例,从无到有,一度达到 50 多个生产厂。与此相适应,我国放射卫生事业迅速兴起并发展。1973 年,全国环境保护会议的召开推动了放射防护基本标准的编制工作。全国环境保护会议筹备小组办公室组织有关部门共同编制《放射防护规定》,正式列为中华人民共和国国家标准 GBJ8—1974,由国家计划委员会、国家基本建设委员会、国防科学技术委员会和卫生部于 1974 年联合批准发布,自 1974 年 5 月 1 日起试行。GBJ8—1974《放射防护规定》是当时比较规范的放射防护基本标准。

我国第二代放射防护基本标准把有关技术标准内容和放射防护管理要求合为一体,共分列 7 章和 5 个附录。明确制定宗旨是"为了促进我国原子能事业的发展,并保护环境、保障从事放射性工作人员和居民的健康与安全"。《放射防护规定》采用了国际辐射防护委员会(International Commission on Radiological Protection,ICRP)第 1 号、6 号、9 号出版物推荐的"最大容许剂量"概念和剂量限值。对职业性放射工作人员的年最大容许剂量当量,放射性工作场所相邻及附近地区工作人员和居民的年限制剂量当量,按受照射部位划分四类器官分别规定限值。职业照射的年最大容许剂量当量定为 5 rem。GBJ8—1974 还对放射性物质的最大容许浓度和限制浓度,放射性物质污染表面的控制水平,放射性废物、废水、废气的治理和排放,开放型放射性工作单位的分类及其工作场所的分级,对建筑物的主要防护要求,以及对放射性工作人员的健康管理和辐射监测等提出具体要求。

1979 年 2 月,卫生部、公安部和国家科学技术委员会联合修订并重新发布《放射性同位素工作卫生防护管理办法》,自 1979 年 4 月 1 日起实行。这是三部委联合修订 1964 年国务院批准的原"管理办法"。这项防护管理法规从监管角度保证了 GBJ8—1974 更有效地实施。

第三代：GB4792—1984《放射卫生防护基本标准》和 GB8703—1988《辐射防护规定》

1977 年，ICRP 发表具有重要里程碑意义的第 26 号出版物。ICRP 第 26 号出版物对我国放射防护界产生较大影响。围绕 ICRP 第 26 号出版物发表的新建议书，结合我国实际，业界展开了较深入的研讨，放射防护标准研制工作得到进一步重视，我国放射防护工作进入了与国际接轨的新时期。

1979 年，国务院颁发《中华人民共和国标准化管理条例》，我国标准化工作日益引起普遍重视。1981 年卫生部成立第一届全国卫生标准技术委员会；1985 年第一届全国核能标准化技术委员会辐射防护分委会成立；再加上相关交叉领域的标准化组织相继诞生，我国放射防护领域的标准化工作有了较大发展。

1984 年，中华人民共和国国家标准 GB4792—1984《放射卫生防护基本标准》批准发布，自 1985 年 4 月 1 日起实施。全国卫生标准技术委员会放射卫生防护标准委员会又组织制定数十个次级专项标准并陆续颁发，逐步建立健全我国放射卫生防护标准体系。

1988 年，国家环境保护局又批准发布一个国家标准 GB8703—1988《辐射防护规定》，自 1988 年 6 月 1 日起实施。于是我国在 20 世纪 80 年代并存两个放射防护基本标准。《放射卫生防护基本标准》共分列 11 章和 6 个附录。《辐射防护规定》共分列 11 章和 11 个附录。先后发布的 GB4792—1984 和 GB8703—1988，虽然均以 ICRP 第 26 号出版物为主要依据，主要原则大致相同，但各有侧重，而且相隔 4 年颁发，又有若干不一致的差别，给各地、各有关单位在贯彻实施中带来一些困难，这是我国第三代放射防护基本标准存在的特殊问题。于是，有过此段特殊经历后，大家从工作出发，迫切希望有统一的基本标准，联合研制统一的我国第四代放射防护基本标准成了众望所归，势在必行。

1989 年国务院以第 44 号令发布了《放射性同位素与射线装置放射防护条例》，在以后的 10 余年中它是最高层次的放射卫生防护法规，标志着我国的放射卫生防护管理步入了法制化、规范化的轨道。该条例明确了由卫生部门负责放射性同位素与射线装置的放射防护监督，并强调了从事放射工作的部门和单位的自主管理。为配合条例中的监督和管理要求，继条例之后卫生部制定了多项部门规章，初步形成放射卫生防护法规系列；与此同时，放射卫生防护标准也由几个发展成为几十个,初步形成放射卫生防护标准系列。这些法规和标准的内容几乎涵盖了生产和使用放射性同位素与射线装置的各个领域,包括职业照射、公众照射、医疗照射和事故照射等不同方面,但较少涉及以核电站为代表的核设施和放射性物质运输等方面的监督管理。

第四代:联合研制《电离辐射防护与辐射源安全基本标准》GB18871—2002

1991 年国际放射防护委员会(ICRP)发表了第 60 号出版物,这份新建议书中反映的国际放射防护领域重大进展在国内引起了强烈的反响。1991—1992 年间,由中华医学会放射医学与防护学会与中国核学会辐射防护学会共同组织,或由国家卫生部、国家环境保护局、国家核安全局和中国核工业总公司等主管部门联合举办 ICRP 第 60 号出版物研讨会或研讨班。与此同时,在广泛的国际协调基础上,联合国粮农组织、国际原子能机构、国际劳工组织、经济合作与发展组织核能机构、泛美卫生组织和世界卫生组织等六个国际组织共同制定了新的《电离辐射防护与辐射源安全国际基本安全标准》(International Basic Safety Standards for Protection against Ionizing Radiation and for the Safety of Radiation Sources,IBSS)。IBSS 的发布加快了我国联合统一的第四代放射防护基本标准的制定步伐。1994 年,卫生部、国家环保局、国家核安全局和中国核工业总公司组成联合编制组,编制我国统一的放射防护基本标准。2002 年 10 月国家质量监督检验检疫总局以编号 GB 18871—2002 批准发布我国第四部放射防护基本标准《电离辐射防护与辐射源安全基本标准》,自2003 年 4 月 1 日起实施,取代先前发布的《放射卫生防护基本标准》(GB 4792—84)和《辐射防护规定》(GB 8703—88),从而结束了两个基本标准共存的局面。

第二节 电离辐射防护与核安全基本标准

放射卫生防护标准是卫生标准中针对放射卫生的分支,是为了更好地应用电离辐射技术的有力武器。放射卫生防护基本标准是所有放射防护标准中最高层次的标准,它是放射卫生防护工作的纲。

一、放射卫生防护基本标准的重要性

百余年来,电离辐射技术在医学诊断与治疗、科研、军事、工农业、考古等各个领域都得到了日益广泛的应用。伴随着电离辐射相关技术的广泛应用和不断发展,一个新的问题也摆在了人类面前,即如何在应用电离辐射的同时有效地防止电离辐射对人类造成的损伤。于是一门交叉学科——辐射防护学(又称放射防护学、放射卫生学)应运而生并不断发展。国际上致力于放射防护标准研究的组织主要为国际放射防护委员会(ICRP)。有关国际组织和世界各国在放射防护标准的研究制定与推广应用方面所做的大量工作,突出体现了放射防护事业的进步。

研究制定出科学实用的放射防护标准并认真实施,旨在力求从电离辐射技术广泛应用中获益的同时,有效控制和防止可能带来的电离辐射危害。为了有效达到放射防护目的,国际原子能机构(IAEA)等积极倡导加强各国辐射防护基础结构建设。在放射防护标准中,尤其放射防护基本标准是所有放射防护次级专项标准的基础和依据,无疑是放射卫生防护工作的纲。放射防护基本标准不仅在放射防护领域,而且在整个核科学技术以及相关领域都占有举足轻重的地位。

二、我国放射防护新基本标准的制定原则与内容框架

(一)我国放射防护新基本标准的制定原则

我国现阶段的放射防护基本标准是 GB18871—2002《电离辐射防护与辐射源安全基本标准》,我国新基本标准遵循的基本原则,是从我国实际出发,与国际接轨。第四代基本标准等效采用了 IAEA 等 6 个国际组织共同制定的标准 IBSS,并充分考虑我国前代基本标准所取得的实践经验和我国的具体情况。同时,标准条款不涉及审管部门的具体行政职责分工。

IBSS 是对电离辐射的防护和辐射源安全规定的基本要求。它主要依据 ICRP60 号出版物的新建议,同时在安全方面考虑了国际核安全咨询组有关报告的原则。贯穿于我国基本标准中的是放射防护中最基本的"辐射防护三原则":① 实践必须是正当的。那么,如何判断实践的正当性呢?我们认为只有某种电离辐射的应用实践给照射个人或社会所带来的利益,超过该实践引起的危害时,可以认为这个实践是正当的,才是可以接受的;② 所有相关照射累计所致个人的剂量不应超过规定的相应剂量限值,这是为了防止一些高于限值的照射会出现的辐射伤害效应的发生;那么这个限值是多少呢? 基本标准认为工作人员的限值是每年 20 mSv,公众的限值是每年 1 mSv;③ 防护与安全应是最优化的,即应采取最有效的防护与安全措施,这个安全措施是考虑了各种经济和社会因素之后,能在照射的大小、受照的人数以及发生照射的可能性等方面均保持到尽可能低。在"三原则"之外,贯穿于我国基本标准中的其他原则还有:① 只要正当,则应通过干预减小那些不属于某种实践的或失控的源所引起的电离辐射,并且干预措施也应是最优化的;② 明确责任,各负其责,尤其获准从事涉及辐射源的某种实践的法人应对有关的防护与安全承担主要责任;③ 应重视培养和保持良好的安全文化素养(safety culture);④ 应将纵深防御(defense in depth)措施引入辐射源的设计和运行程序中,以弥补防护与安全措施中可能发生的失效和失误;⑤ 应通过优质的营运管理和良好的工程实践、质量保证、人员培训与资格审查、全面的安全评价以及持续不断的经验反馈等来确保防护与安全。

(二)我国放射防护新基本标准的内容框架

新基本标准《电离辐射防护与辐射源安全基本标准》(GB18871—2002)由前言、11 章和 9 个附录组成。标准的前言、第 1 章(范围)和第 2 章(定义)等三部分是按照标准化工作导则中标准编写的基本规定(GB/T1.1)要求的格式,给出每个标准都应有的概述要素,明确主题内容及适用范围,并定义本标准中所采用主要术语。由于新基本标准有 126 条术语,第 2 章仅写一句导言,详见专门附于标准最后的附录 J。

GB18871—2002 规定的内容按一般要求、主要要求和详细要求三个层次逐层深入。标准的第 3 章(一般要求)、第 4 章(对实践的主要要求)和第 5 章(对干预的主要要求)从一般要求和主要要求这两个层次上描述对电离辐射防护与辐射源安全基本要求的总原则。标准的第 6~11 章则分别针对不同照射对象与情况提出详细要求,其中 6~8 章分别具体规定职业照射、医疗照射和公众照射的控制原则;第 9 章针对潜在照射的控制,强调重视辐射源的安全;第 10、11 章分别就应急照射情况和持续照射情况的干预提出具体要求。这 6 章是标准的第 3 个层次,也是标准的重点。

主要定量要求以及实施标准的有用资料均列为附录。9 个附录中有 7 个是标准的(规范性)附录。附录是各章实质内容的必要补充,与对应各章内容合成一个有机联系、密切关联的整体。在标准实施中,针对某一具体问题往往要注意把前后相应章条(包括有关附录)联系起来理解贯彻。

三、我国放射防护新基本标准的主要特点

GB18871—2002 是全部技术内容均为强制性的国家标准。新基本标准不仅与其所取代的 GB4792—84、GB8703—88 有很大不同,而且与其等效采用的 IBSS 也有不少差别。我国第四代基本标准有许多新特点,包括:

(一)统一的新基本标准涵盖面广,系统性强

GB18871—2002 强制性地规定了电离辐射防护与辐射源安全的各方面要

求。同过去基本标准相比,凸显其涵盖面广、系统性强。GB18871—2002 从一般要求、主要要求和详细要求三个层次上,并以相应附录作必要补充,逐层深入,较全面地规定防护与安全的技术要求和管理要求。同时又结束了历史遗留的两个基本标准并存的状态,这是我国辐射防护基础结构建设和放射防护标准化进程的重大进步。

（二）既与国际接轨,又有我国特色

这也是 GB18871—2002 的显著特点。在放射防护领域有重要影响的 ICRP 第 60 号出版物发表后,20 世纪 90 年代瑞士、澳大利亚、欧盟等陆续采纳它并转化为各国辐射防护标准法规。GB18871—2002 等效采用 IBSS,也就是以 ICRP 第 60 号出版物为主要依据,达到了与国际放射防护标准新进展同步。同时新基本标准又不是只参照 IBSS,还及时吸取了 ICRP 一系列新出版物以及 IAEA 新出版物的有关原则。同时,从我国实际出发,对 IBSS 有关内容进行了调整和取舍。特别是保留了我国原有标准实施中证明行之有效又与有关国际组织规定新原则相符合的内容,可以说与 IBSS 相比有了新的发展。

（三）把"电离辐射防护"与"辐射源安全"并列

基本标准名称把"电离辐射防护"与"辐射源安全"并列,把过去通称的"电离辐射防护"术语扩展为"防护与安全"。这不只是名称或术语的变化,也有丰富的内涵。强调辐射源安全的指导思想始终贯穿于整个基本标准中。本标准的适用范围包括实践中源的安全。这里"源"指的是照射的来源,包括可以通过发射电离辐射或释放放射性物质而引起电离辐射照射的一切物质或装置,既可以是天然的,也可以是人工的。这个特点与 IBSS 的指导思想是一致的。源的安全构成了防护体系的重要组成部分。同时新基本标准还有专门一章详细规定对潜在照射的控制——源的安全。

（四）放射防护技术要求与管理要求并重

电离辐射防护与辐射源安全不仅要靠良好的防护技术措施,而且必须通过有效的防护管理要求来实现。因此,新基本标准中防护管理要求与防护技术要求并重。IAEA 等有关国际组织总结世界各国辐射防护经验,包括苏联切尔诺贝利核事故的经验教训,不仅倡导培植安全文化素养,而且推动各国搞好辐射防护基础结构。IBSS 在"绪论:原则和基本目标"中,明确指出,基本安全标准所依据的条件是国家基础结构已经建立,使政府能履行其对辐射的防护与安全的职责。辐射防护的基础结构要素包括有关法规标准、审管部门、足够的资源和相当数量受过训练的合格人员。还要包括超出持证法人法定责任范围的社会事务的解决途径与方法的安排。我国新基本标准采纳了 IBSS 这一指导思想。防护与安全由政府审管,有关法人负主要责任。作为技术标准不具体涉及各有关部门的行政职责分工,但明确强调了防护与安全的主要责任和有关各方应承担的责任,并在各章中明确规定防护与安全方面的审管要求和营运管理要求,管理要求成为新基本标准的重要组成部分。

（五）职业照射的控制有重要改变

我国基本标准在职业照射的控制方面有许多重要改变。例如,职业照射的定义的更新,由此引申出若干受天然辐射源照射的人员,如果超出国家有关法规与标准规定的排除或予以豁免限,则也纳入职业照射范围,如喷气飞机高空飞行中机组人员所受宇宙射线照射、非铀矿山工作人员工作中受到氡的照射等可能属于职业照射。职业照射年个人剂量限值采纳了 ICRP 第 60 号出版物的建议,并对孕妇和未成年人加强保护措施,如职业照射年个人有效剂量限值降为连续 5 年平均 20 mSv(毫希沃特),16～18 岁实习生年个人有效剂量限值为 6 mSv 等。此外,放射工作人员不再按工作条件分类,关于放射性工作场所控制区与监督区的划分原则,关于职业照射监测评价和职业健康监护等有不同于过去基本标准的规定。

（六）加强防护可控天然辐射

GB18871—2002 明确对一些可控制的天然辐射提出控制要求。随着科技进步和人们对辐射防护与安全认识的提高,对人工电离辐射的控制已取得很大进展。因而人们关注到对人类造成电离辐射主要来源的天然辐射。此方面我国已有许多相关积累,并且已有"食品中放射性物质限制浓度标准"（GB14882—1994）,"建筑材料放射卫生防护标准"（GB6566—2001）,"地下建筑氡及其子体控制标准"（GBZI16—2002）,"地热水应用中放射卫生防护标准"（GBZ124—2002）,"空勤人员宇宙辐射控制标准"（GBZ140—2002）,"稀土生产场所中放射卫生防护标准"（GBZ139—2002）等。在我国的基本标准中,对涉及天然辐射源的实践所产生的公众照射包括工作场所的氡引起的工作人员职业照射;喷气飞机高空飞行中机上工作人员所受宇宙射线照射以及审管部门规定需要遵循基本标准要求的其他天然辐射均纳入适用范围。

（七）突出强调医疗照射的防护

在基本标准中突出加强对医疗照射的控制是基本标准的又一特点。鉴于影响面很广的医疗照射防护的重要性,GB18871—2002 同 IBSS 一样,医疗照射的控制和职业照射的控制这两章占据最多篇幅,并对医疗照射的控制提出许多新要求。这是以往基本标准中未曾有过的。GB18871—2002 除了在第

3、4章一般要求和主要要求中,对医疗照射控制规定基本原则外,第7章专门展开详细要求,并由附录G补充定量的医疗照射指导水平。为了配合基本标准研制,卫生部系统开展了"九五"期间全国医疗照射水平调查研究,积累了大批宝贵资料,使得新基本标准制定医疗照射的控制要求有我国自己的依据和特点。

根据国际辐射防护领域的研究新进展,把医疗照射的剂量约束概念具体化,借以有效推动医疗照射防护最优化。GB18871—2002首次建立了放射诊断和核医学诊断的医疗照射指导水平,而且这些指导水平还是依据专题调查研究结果,并反复征求放射学界与核医学界专家意见,结合我国实际制定的。此外,实施医疗照射过程既会发生医学放射工作人员所受的职业照射,又会导致患者受到医疗照射,还可能发生公众照射。对探视、慰问正接受医用辐射诊治患者的人员可能受到的照射,在控制公众照射的条款中也予以约束。我国基本标准这方面规定比IBSS区分得更明晰。

(八)充实干预的防护体系,加强应急准备与响应

新基本标准明确强调确保防护与安全还必须加强应急准备与响应。GB18871—2002采用了ICRP第60号出版物建议的防护体系,基于区分实践与干预两大类活动,分别对实践和干预提出不同要求。而干预的防护体系也必须执行正当性与最优化原则,对应急照射情况和对持续照射情况分别采用干预行动水平与补救行动水平。

第三节 我国现行的医用辐射防护标准体系

一、概述

(一)国内标准概述

放射卫生防护标准所关注的有毒有害物质是"电离辐射"这一对于健康具有很大危害的物理因素。尽管电离辐射包括α、β、γ和中子等多种表现形式,但其危害程度都用相同的物理量"剂量"来衡量,有着同样的限量指标体系即剂量限值,其防护原则和防护体系也是一致的。由于电离辐射同时具有广泛的应用,因此其危害是伴随着各种应用产生的,在不同场所应用不同的辐射源(即产生电离辐射的放射性同位素或射线装置),就有不同的危害,这些就构成了放射卫生防护标准的主要内容。

现行的放射卫生防护标准体系一共由三种标准组成,即国家标准(编号

为 GB)、国家职业卫生标准(编号为 GBZ)和卫生行业标准(编号为 WS)。国际标准分类编号为 ICS 13.100(职业卫生和工业安全)和 ICS 13.280(辐射防护),两者的中国标准文献分类号都是 C57(放射卫生防护)。由于放射卫生属于职业卫生中的一个重要方面,所以放射卫生防护标准体系中也包括有相当数量的国家职业卫生标准。截至 2014 年年底,放射卫生防护标准系列共有 105 项标准,包括国家标准 23 项,国家职业卫生标准 73 项,卫生行业标准 9 项。

(二)国外标准概述

国际放射防护委员会(ICRP)的建议书和出版物,是最重要的与放射卫生防护标准相关的国际标准,还有国际原子能机构(IAEA)出版的核安全标准和放射防护标准;而国际电工委员会(International Electrotechnical Commission,IEC)、国际辐射单位和测量委员会(International Commission on Radiation Unit & Measurements,ICRU)等机构的标准则分别在医用辐射装置、电离辐射常用量和单位等特定方面与放射卫生防护标准密切相关。

二、分类情况

(一)放射卫生标准

已有学者将放射卫生防护标准体系按放射卫生专业特点和内容分 9 大类,共 105 项标准。附录中列出了 9 类标准包括基础标准 9 项、职业照射防护标准 17 项、医疗照射防护标准 20 项、公众照射防护标准 10 项、应急准备与响应标准 8 项、检测规范和检测方法标准 26 项、防护设施与器材标准 8 项、管理标准 6 项和其他标准 1 项。

基础标准:包括基本标准,基本原则与要求,名词、术语、量和单位,豁免与解控,次级限值和参考人等标准。其中,放射防护基本标准是本领域最重要的基础标准,通常依据 ICRP 的基本建议书以及 IAEA 的基本标准制定而成,它为制定其他所有放射防护标准提供了最基本的依据。现行有效的基本标准《电离辐射防护与辐射源安全基本标准》(GB18871—2002)是由卫生部、环保部和核工业总公司联合组织起草的。

职业照射防护标准:包括以核电站为代表的各类核燃料循环作业中所致职业照射的防护标准(暂缺);放射性同位素和射线装置在射线探伤、油气田测井、核仪表、安检系统和其他各种工业应用中所致职业照射的防护标准;矿产开发过程中对工作人员造成的职业照射的防护标准。此外,对放射性同位素和射线装置在医学应用时对职业人员所致照射和对患者、受检者所致照射的防护要求,通常体现在同一个放射防护标准中,因而都归入了"医疗照射"

类防护标准。

医疗照射防护标准：包括放射诊断、放射治疗和核医学方面的放射防护和质量控制检测规范等标准。放射诊断、放射治疗和核医学放射防护标准涵盖了对职业人员、患者、受检者以及扶持、护理、探视、医学生物学实验志愿者和慰问者的放射防护标准。由于医疗照射的应用近年来发展很快，医用辐射装置不断推陈出新，其应用效果和危害防护都与人体健康有着直接、密切的关系，因此从国际到国内，不断出现新的应用项目和防护标准。

公众照射防护标准：包括环境、食品和饮用水中放射性物质以及消费品中放射性物质限制等标准。公众照射主要来源于生活环境中的放射性（主要是建材放射性和室内氡所致照射）、食物和饮用水中所含的放射性物质，以及使用含放射性物质的消费品等。

应急准备与响应标准：是针对事故照射的防护标准，包括应对核事故或放射事故所致照射的应急准备和响应程序及处理原则等。

检测规范与检测方法标准：通常是为了与卫生防护标准配套而制定的。主要包括近期出现比较多的医用辐射装置的质量控制检测，自成一体的个人剂量监测，各种场所的放射性监测（场所监测），不同场合的各种放射性核素分析以及其他方面的标准。

防护设施与器材标准：涉及各种放射防护设施的屏蔽设计及其防护效果，放射防护器材的防护性能要求和使用方法标准等。

管理标准：包括监督、机构与人员管理和其他三个方面，为了达到放射防护的目的，对相关部门的人员素质、机构资质、仪器设备、工作程序等均提出了具体要求，便于执法部门监督检查和管理。

其他标准：以上分类都未能包含的标准可以纳入此类。另外，随着放射卫生防护标准体系的不断扩展和完善，还可以从这类标准中整理划分出新的标准类别。

（二）放射性疾病诊断标准

放射性疾病是由电离辐射诱发的一系列疾病的总称。就其致病原因来说分职业性与非职业性，多与职业性致病因素相关。我国自 1981 年就成立了全国卫生标准委员会放射性疾病诊断标准专业委员会，致力于放射性疾病诊断标准的编制。在 1989 年完成卫生标准体系表后，初步建立了放射性疾病诊断标准体系，使放射性疾病诊断标准的研究和制定走上了系统的轨道。2002年职业病防治法实施后，新的职业卫生标准体系建立，旧有的部分放射性疾病诊断标准由国家标准转换为职业卫生标准。

现行的放射疾病诊断标准包括放射性器官损伤诊断标准、辐射诱发肿瘤诊断标准、核和辐射事故医学应急救治相关标准、放射性疾病救治和护理规范、用于辐射事故物理和生物剂量估算的技术规范、放射工作人员医学监督规范、辐射损伤远后效应医学随访规范等卫生标准。随着对放射性疾病诊断标准的研制的不断深化发展，新的放射性疾病诊断标准也不断投入使用。截至 2010 年共 45 项标准，其中国家职业卫生标准 34 项，国家标准 7 项，行业标准 4 项。

医用 X 线放射诊断的放射防护

　　根据国家食品药品监督管理总局的相关规定,医用 X 线放射诊断设备根据用途的不同大致可分为医用 X 线定位设备等,详见表 3-1。

表 3-1　医用 X 射线诊断设备分类

设备类别	性能描述	用途	举例
医用 X 线定位设备	利用 X 线的成像原理对病灶定位,以配合诊断、治疗等	与其他设备配合使用,主要用于医学诊断、治疗时的定位	体外冲击波碎石机用 X 线机
泌尿 X 线设备	具有 X 线源,高压发生装置,图像显示系统,专用泌尿床的 X 线透视摄影设备	专用于妇科、泌尿科 X 线透视和摄影,获得影像以供临床诊断	泌尿 X 线机泌尿 X 线设备
乳腺 X 线摄影设备	一般采用钼或铑等材料制作 X 线管靶面,配合较低的管电压来形成低能量的 X 线束,配有乳腺压迫器,影像分析和显示系统的专用 X 线摄影设备	专用于对人体乳腺组织摄影,获取组织影像供临床诊断	乳腺 X 线机乳腺 X 线摄影系统
口腔 X 线设备	具有 X 线源,口外影像接收器,用狭缝光阑并与 X 线管和影像接收器之间相对运动配合的 X 线机	专用于对颌面部至口腔,部分包含对耳鼻咽喉部的 X 线全景及体层摄影,获得影像供临床诊断	口腔全景曲面体层 X 线机口腔颌面全景 X 线机

续表

设备类别	性能描述	用途	举例
口腔 X 线设备	具有 X 线源,口外影像接收器,影像处理和显示系统的口腔颌面部诊断 X 线摄影系统。成像时,X 线束围绕患者的颌面部运动获取平面图像,通过平面图像进行三维重建	专用于对颌面部至口腔,部分包含对耳鼻喉部的 X 线摄影,可获得三维影像,供临床诊断	口腔锥形束体层摄影设备
	一般采用组合机头,口内影像接收器,可能有伸缩曲臂等的专用 X 线机	专用于对牙齿 X 线摄影,获得影像供临床诊断	牙科 X 线机便携式牙科 X 线设备
X 射线摄影设备	利用从 X 线管发射出的 X 线穿过患者身体不同组织和器官时,用射线衰减不同的原理,将穿过患者且携带足够信息的 X 线投射到成像介质上,转化为可见的平面灰度影像的通用 X 线设备。该类设备具有 X 线源,成像介质包括胶片、影像板、数字平板等,还可能配有患者支撑装置等	仅用于对患者的摄影,获得单幅影像供临床诊断	医用诊断 X 线摄影设备数字化 X 线摄影设备
X 线透视设备	利用人体不同组织和器官对射线衰减不同的原理,通过对 X 线源的连续加载,在成像介质上转化为动态影像的通用 X 线设备。该类设备具有 X 线源,成像介质包括荧光屏、电视系统等,还可能带有患者支撑装置等	仅用于对患者的透视,获得连续影像供临床诊断	遥控 X 线透视机医用诊断 X 线透视设备数字化 X 线透视系统
X 线透视、摄影设备	兼具有 X 线摄影和透视功能的通用 X 线设备。该类设备具有 X 线源,成像介质包括胶片、影像板、荧光屏、电视系统、数字平板等,还可能带有患者支撑装置等	用于对患者的摄影和透视,获得单幅或连续影像供临床诊断	医用诊断 X 线设备数字化 X 线系统
移动式 X 线机	带有滚轮等装置,在使用中可方便移动的通用 X 线设备。该类设备具有 X 线源,成像介质包括胶片、数字平板等	用于将 X 线机移动至病房、手术室等地对不宜搬动的患者进行摄影或透视使用	移动式 X 线机移动式 X 线摄影机床旁 X 线机

续表

设备类别	性能描述	用途	举例
携带式 X 线机	在使用时或使用的间隔期间,可由一个人或几个人携着从一个地方移到另一个地方的 X 线机,主要部件包括 X 线管头等	适用于骨科或野外条件下,对四肢,或其他较小、较薄部位进行 X 线临床检查	便携式诊断 X 线机微型 X 线机手提式 X 线透视仪
胃肠 X 线设备	X 线透视摄影设备,使用时一般通过透视动态图像锁定感兴趣区,而后用较大剂量摄影得到该区域清晰的静态图像。该类设备具有 X 线源,高压发生装置,图像显示系统,专用胃肠床,还可能有压迫器、点片装置等	专用于临床胃肠道 X 线透视及摄影检查,获得影像供临床诊断	胃肠 X 线设备胃肠造影 X 机遥控胃肠 X 线系统
X 线骨密度仪	根据不同密度的骨骼和组织对 X 线的吸收程度不同,通过将接收到的带有人体信息的数字信号输入电脑进行分析得出骨密度的结果。该类设备具有 X 线源,探测器,信息分析和显示系统,还可能有患者支撑装置	通过对人体的 X 线衰减测量,专用于评估患者骨骼及邻近组织的骨密度和矿物质含量,以供临床诊断	双能 X 线骨密度仪 X 线骨密度仪全身骨密度测量仪
车载 X 线机	安装在可移动运输工具上的 X 线机,有透视和(或)摄影功能	适用于机动条件下,在远离医院的现场开展 X 线透视、摄影诊断检查	车载 X 线机
X 线计算机体层摄影设备(CT)	对不同角度的 X 线透射传输数据进行计算机重建,生成人体的横截面图像,从而用于医学诊断的 X 线系统,该系统有扫描架、探测器、图像处理系统等部分	适用于头部和(或)全身体层扫描,形成横断面图像和三维图像,供临床诊断	X 线计算机体层摄影设备头部 X 线 CT 机全身 CT 机

第一节 医用 X 线放射诊断发展历史

1895 年 11 月 8 日,德国物理学家威廉·康拉德·伦琴(德语:Wilhelm Conrad Röntgen,1845—1923)在做真空管高压放电实验时,发现了一种肉眼看不见但具有很强的穿透本领,能使某些物质发出荧光(荧光屏)和使胶片感光的新型射线,即 X 线。接着,他利用 X 线为其夫人拍摄了一张手的照片,这就是世界上第一张 X 线照片。为此伦琴于 1901 年 12 月 10 日荣获首次诺贝尔物理学奖。世人为纪念他的不朽功绩,又将 X 线称为伦琴射线或伦琴线。

X 线发现伊始即用于医学临床,首先始用于骨折和体内异物的检查,以后又逐步用于人体其他部分的检查。与此同时,各种 X 线机相继出现。1896年,德国西门子公司研制出世界上第一个 X 线管。20 世纪 10～20 年代,出现了常规 X 线机。其后,由于 X 线管、高压变压器和相关的仪器、设备以及人工对比剂的不断开发利用,尤其体层装置、影像增强器、连续摄影、快速换片机、高压注射器电视、电影和录像记录系统的应用,到了 20 世纪 60 年代中、末期,已形成了较完整的科学体系,称为影像设备学。

1972 年,英国工程师亨斯菲尔德(Hounsfield, Godfrey Newbold, 1919—2004)首次研制成功世界上第一台用于颅脑的 X 线计算机体层摄影设备,简称 X-CT 设备,或 CT 设备。这是电子技术、计算机技术和 X 线技术相结合的产物。它的问世,是 1895 年发现 X 线以来医学影像设备的一次革命性的进展,为现代医学影像设备学奠定了基础。CT 设备是横断面体层,无前后影像重叠,不受层面上下组织的干扰;同时由于密度分辨率显著提高,能分辨出 0.1%～0.5% X 线衰减系数的差异,比传统的 X 线检查高 10～20 倍;还能以数字形式(CT 值)作定量分析。近 30 年来,CT 设备的更新速度极快,扫描时间由最初的几分钟向纳秒级发展,图像快速重建时间最快已达到 0.75 S(512X512)矩阵,空间分辨率也提高到 0.1 mm……平板探测器 CT 设备目前尚在开发阶段,一旦技术成熟,从机器设计、信息模式、成像速度、射线剂量到运行成本都会有根本性的改变,将会引起 CT 设备的又一次革命。

第二节　医用 X 线放射诊断工作场所与设备的防护措施

开展放射诊断相关活动必须遵循放射防护基本原则,采取安全措施,尽可能减少或避免导致重大照射事故的发生及不良后果。

一、医用 X 线放射诊断工作场所的要求

医用 X 线诊断机房应充分考虑四周及楼上、楼下周围场所的人员防护与安全,每台 X 线诊断设备(不含便携式、移动式、床旁机和车载 X 线机)应设有

单独的机房,应满足使用设备的空间要求。《医用X射线诊断放射防护要求》GBZ130—2013中对新建、改建和扩建的各种类型X线机房提出了要求,其最小有效使用面积、最小单边长度应不小于表3-2的要求。

表3-2　X线设备机房使用面积和单边长度要求

设备类型	机房使用面积(m²)	最小单边长度(m)
CT机	30	4
双管头或多管头X线机	30	4
单管头X线机	20	3.5
透视专用机*、碎石定位机	15	3
乳腺机、全身骨密度仪	10	2.5
牙科全景机、局部骨密度仪	5	2
口内牙片机	3	1.5

* 透视专用机指无诊断床、标称管电流<5 mA的X线机

医用X线机房应合理设置机房门、窗和管线口位置,门窗应有与墙壁相同当量的防护厚度,多层建筑中的机房顶棚(机房上方)、地板(机房下方)应满足相应照射方向的屏蔽厚度要求,各种类型X线机屏蔽要求见表3-3。对于医用诊断X线防护中不同屏蔽物质的铅当量可参考《医用X线诊断放射防护要求》GBZ130—2013附录D(资料性附录)。机房门、窗和设于多层建筑中的机房,顶棚、地板应具有相应侧墙壁的等效铅当量。带有自屏蔽防护或者距X线设备表面1 m处辐射剂量水平≤2.5 μGy/h时,可不使用带有屏蔽防护的机房。

表3-3　不同类型X线机房的屏蔽防护厚度要求

X线机房	有用束方向(mmPb)	非有用束方向(mmPb)
透视机房、骨密度仪机房、口内牙片机房、牙科全景机房(不含头颅摄影)、乳腺机房	1	1
标称125 kV以下的摄影机房、牙科全景机房(头颅摄影)	2	1
标称125 kV及以上的摄影机房	3	2
CT机房	2(一般工作条件) 2.5(较大工作条件)	

医用X线诊断机房采取屏蔽防护后,在距机房屏蔽体外表面0.3 m处进行检测。其结果应满足:① 具有透视功能的X线机在透视条件下检测时,周围剂量当量率应≤2.5 μSv/h(测量时,X线机连续出束时间应大于仪器响应

时间）。② CT 机、乳腺摄影、口内牙片摄影、牙科全景头颅摄影和全身骨密度仪机房外的周围剂量当量率应≤2.5 μSv/h，其余各种类型摄影机房外人员可能受到照射的年有效剂量约束值应≤0.25 mSv（测量时仪器读出值应经仪器响应时间和剂量检定因子修正后得出实际剂量率）。

医用 X 线诊断机房内布局要合理，并合理设置门、窗的位置和 X 线机有用束照射方向。机房内不得堆放与该设备诊断工作无关的杂物。机房内应保持良好的通风，设置动力排风装置。机房门外要有电离辐射标志，并安设醒目的工作状态指示灯，灯箱上应设警示语句。

要恰当选择受检者的候诊位置，配备操作者和受检者使用的各种辅助防护用品，以及固定特殊受检者体位的设备。

二、医用 X 线诊断设备的防护要求

（一）诊断 X 线防护性能的通用要求

X 线管必须装在限束装置的 X 线管套内，X 线管组件辐射窗不应比其指定应用所需要的最大射线束所需要的大。必要时可借助尽可能接近焦点装配的光阑，将辐射窗限制到合适的尺寸上。当 X 线源组件在相当于规定的 1 h 最大输入加载条件下以标称 X 线管电压运行时，其泄漏辐射距焦点 1 m 处，在任一 100 cm^2 区域内平均空气比释动能，牙科 X 线机应≤0.25 mGy·h^{-1}，其余 X 线机应≤1.0 mGy·h^{-1}。

各种医用诊断 X 线机，对于可在正常使用中采用的一切配置，投向患者体表的 X 线束的第一半值层必须分别满足《医用 X 射线机放射防护要求》GBZ130—2013 的附录 C（资料性附录）的要求。除了乳腺摄影 X 线机外，X 线管组件中遮挡 X 线束部件的等效过滤必须符合如下规定：

（1）在正常使用中不可拆卸的物质，应≥0.5 mmAl。

（2）必须用工具才能拆卸的固定附加过滤片与不可拆卸物质总过滤，应≥1.5 mmAl。

除了牙科 X 线机和乳腺摄影 X 线机外，投向患者 X 线束中的物质所形成的等效总过滤，应≥2.5 mmAl。

（二）透视用 X 线机防护性能的专用要求

透视用 X 线机的焦皮距不得＜30 cm，透视曝光开关应为常断式开关，否则应有透视限时装置。透视用 X 线机在立位和卧位透视防护区测试平面上的空气比释动能率分别应≤0.05 mGy·h^{-1} 和 0.15 mGy·h^{-1}。立位和卧位透视防护区测试平面示意图见《医用 X 射线诊断放射防护要求》GBZ130—2013 附录 B（规范性附录）的图 B-2、图 B-3；有影像增强器并且是遥控操作的

X线机不受此条限制。

透视用X线机受检者入射体表空气比释动能率、荧光屏的灵敏度、透视的照射野尺寸及中心对准等指标应满足相关标准的要求。

（三）摄影用X线机防护性能的专用要求

200 mA及其以上的摄影用X线机应有安装附加过滤板的装置，并配备不同规格的附加过滤板。X线机应有能调节有用线束照射野的限束装置，并且应提供可标示照射野的灯光野指示装置。X线机有用线束的半值层、灯光照射野与X线照射野中心的偏离应满足 WS 76 9.2.1 和 9.6 的要求。

（四）牙科X射线机防护性能的专用要求

牙科X线机的X射线工作电压应满足表3-4的要求。

表3-4 牙科X线机管电压限定

应用类型	允许的最高标称X线管电压（kV）	正常使用时允许的最低X线管电压（kV）
各种应用	125	50
口内片摄影	90	50
头颅摄影	125	60

标称X线管电压≤70 kV的牙科X线机，其总过滤应≥1.5 mmAl。牙科全景断层摄影的X线机，应有限束装置，防止X线束超出X线影像接收器平面。口内片牙科摄影的X线源组件，应配备集光筒并使X线束限制在直径≤6 cm的圆周内。连接曝光开关的电缆长度应≥2 m。牙片摄影装置应配置限制焦皮距的部件，并满足表3-5的要求。

表3-5 牙科X线摄影的最短焦皮距

应用类型	最短焦皮距（cm）
标称X线管电压50 kV以下的牙科摄影	10
标称X线管电压60 kV以下的牙科摄影	20
口外片的牙科摄影	6
牙科全景体层摄影	15

（五）乳腺摄影X线机防护性能的专用要求

标称X线管电压不超过50 kV的钼靶乳腺摄影专用X线机，其总过滤应≥0.03 mm厚铝制过滤片。用于几何放大乳腺摄影X线机的焦皮距不得<20 cm。

（六）移动式和携带式X线机防护性能的专用要求

X线机的焦皮距不得<20 cm。手术期间间接透视用的、焦点至影像接收

器距离固定且影像接收面≤300 cm² 的 X 线机,应有射束限制装置,并将影像接收器平面上的 X 线射野减小到 125 cm² 以下。

第三节 医用 X 线放射诊断的患者防护

受检者接受医疗照射必须遵循实践的正当化和防护最优化原则,制定最佳的检查程序,力求在能够获得全部诊断信息的同时,使其接受的照射保持在可以合理达到的最低水平。

一、正当性原则的应用

正当化原则简单来说就是指任何改变照射情况的决定都应当是利大于弊,正当性的判断过程需要一种不同且更加详细的方法,目的是为了纠正滥用,力求避免不必要的照射。

正当性判断是在考虑了可供采用的不涉及医疗照射的替代方法的利益和危险之后仅当通过权衡利弊,证明医疗照射给受照个人或社会所带来的利益大于可能引起的辐射危害时,该医疗照射才是正当的。在判断放射学诊断检查的正当性时,要掌握好适应证,正确合理地使用诊断性医疗照射,尽量以胸部 X 线摄影代替透视检查,应根据临床目的和患者个人特征对其进行正当性判断,要注意避免不必要的重复检查。

对于育龄妇女进行腹部或骨盆部位 X 线检查前,应问明是否妊娠,了解月经情况。尽量采用 X 线摄影检查。妇女妊娠 8~15 周时,非急需不得实施腹部、骨盆部位的 X 线检查。孕妇分娩前,不应进行常规的胸部 X 线检查,严格限制对育龄妇女进行透环,对必要的乳腺 X 线摄影普查工作须有相应的质量保证措施。

由于辐射诱发儿童随机性效应的危险远高于成人,对儿童实施放射诊断检查特别是涉及剂量比较高的 CT 等检查时,其正当性更应该慎重。避免不必要的 X 线检查是对儿科患者最为有效的防护手段,必须优先考虑采用不涉及辐射成像的替代手段获取诊断信息,严格掌握适应证,根据临床指证和辐射防护原则,确认放射诊断检查是合适的手段时,方可进行 X 线检查,但须采用专门适用于儿童的设备和条件,对性腺、眼晶体、甲状腺等辐射敏感器官提供合适的屏蔽。

二、X 线诊断中受检者的防护要求

(1)从事 X 线诊断工作的单位,必须建立和健全 X 线检查资料的登记、保存、提取和借阅制度,不得因为资料管理及病人转诊等原因使受检者重复接受 X 线检查。

（2）必须严格遵循国家或各省市质量控制和改进中心指定的 X 线诊断成像图像资料共享规范或指南,在患者到外院会诊或转诊过程中尽可能降低重复检查率。

（3）群体 X 线检查,根据地区性有关疾病的流行情况进行正当性判断,以确定群体检查是否正当。对以医学监护为目的的群体性 X 射线检查,应控制 X 线检查的人数、部位和频率,少年儿童的群体检查尤须慎重,不得对 16 岁以下的青少年儿童进行群体 X 射线检查。

（4）对受检者尤其是儿童受检者的非检查部位的辐射敏感器官进行屏蔽防护,防护用品必须符合国家相关法规和标准的要求。候诊人员和陪检者不得在没有任何屏蔽防护的情况下在 X 线机房内停留。表3-6 给出了各种类型的检查所需要配备的个人防护用品和辅助防护设施。

表 3-6　个人防护用品和辅助防护设施

检查类型	工作人员		受检者	
	个人防护用品	辅助防护设施	个人防护用品	辅助防护设施
普通隔室透视 普通隔室摄影	——	——	铅橡胶围裙（方形）或方巾、铅橡胶颈套、铅橡胶帽子	或可调节防护窗口的立位防护屏;固定特殊受检者体位的各种设备
口内摄影检查	——	——	大领铅橡胶颈套	
牙科全景类	——	——	铅橡胶帽子、大领铅橡胶颈套	
普通同室透视 普通同室点片	铅橡胶围裙选配:铅橡胶帽子、铅橡胶手套、铅防护眼镜	或铅防护屏风	铅橡胶围裙（方形）或方巾、铅橡胶颈套、铅橡胶帽子	或可调节防护窗口的立位防护屏;固定特殊受检者体位的各种设备
CT 断层扫描（隔室）	——		铅橡胶围裙（方形）或方巾、铅橡胶颈套、铅橡胶帽子	
床旁摄影	铅橡胶围裙	或铅防护屏风	铅橡胶围裙（方形）或方巾、铅橡胶颈套、铅橡胶帽子	

三、数字 X 线摄影的防护要求

直接数字化放射摄影（Digital Radiography，简称 DR）是 20 世纪 90 年代发展起来的 X 线摄影新技术，具有更快的成像速度、更便捷的操作、更高的成像分辨率等显著优点，成为数字 X 线摄影技术的主导方向。近年来随着技术及设备的日益成熟，DR 在世界范围内得以迅速推广和普及应用，逐渐成为医院的必备设备之一。首先在 DR 应用于临床之前，应该对放射医师、医学物理师和放射技师进行放射防护专业培训，对于 DR 的防护应注意一下要求。

（1）DR 有可能对受检者产生更高的辐射剂量的同时并没有改善影像质量，应使用诊断参考水平作为管理患者辐射剂量的一个有用工具，但不能把非数字化 X 线诊断成像的诊断参考水平应用于数字化成像检查。

（2）不同的医疗成像任务需要不同等级的影像质量，当更高的剂量对临床目的没有更多好处时，应避免使用。要注意针对所需解剖区域的适当准直，严格控制照射野，不应把图像的裁剪作为临床操作的常规步骤。

（3）使用数字透视系统很容易采集和删除图像，因此可能存在采集影像数量比实际需要增加的倾向。因此，要控制每次检查的影像数量，保持与传统模拟摄影相同甚至更少的数量。工作人员操作中应关注 X 线系统面板上的剂量指示，并利用这些信息来管理患者的剂量。

（4）当在临床实践中引入一个数字系统时，系统设置应在影像质量和患者辐射剂量之间达到最佳的平衡；对自动曝光控制系统进行校准，使其在数字系统的灵敏度范围内和所选择的后处理相匹配，尽量使用自动曝光系统。

（5）避免在图像工作站上删除无用的影像，定期进行废弃率的统计分析。

四、X 线计算机断层摄影（CT）的防护要求

（1）临床医生和 CT 工作人员接受过相关培训，熟练掌握扫描适应证、扫描方案和患者剂量管理。

（2）扫描参数应该基于临床指证、患者尺寸和扫描部位，患者剂量以这些参数为基础进行管理。

（3）CT 操作人员要了解患者接受的剂量与影像质量之间的关系，并不是所有的诊断任务都需要高质量的图像，操作人员应尽量使放射诊断行为最优化。

（4）CT 检查存在滥用、儿童使用成人检查参数等问题，操作者要尽可能减少受检者所受照射剂量，做好非检查部位的防护。

五、牙科 X 摄影的防护要求

（1）牙科放射学检查应取得受检者的知情同意,对于育龄妇女,应明确是否妊娠。

（2）牙科放射学检查中,禁止使用 X 线透视检查。牙科放射学检查应使用专门 X 线设备,管电压不应低于 50 kV。

（3）在可能条件下,口腔底片应固定于适当位置,否则应由受检者自行扶持。在无法使用固定设备且确需进行 X 线检查时才允许使用移动设备。

六、乳腺 X 摄影的防护要求

（1）乳腺摄影的剂量影响因素很多,受照剂量差异较大,引发随机性效应的危险仍然存在,乳腺检查前必须进行正当性判断,掌握好适应证,避免不必要的重复检查。

（2）必须认真论证乳腺癌普查的必要性、正当性,考虑选择非放射学检查方法进行检查,年轻妇女特别是 20 岁以下妇女应慎用乳腺 X 线检查。

（3）使用专用软 X 线检查设备开展乳腺摄影,做好受检者甲状腺部位的防护。

（4）根据乳房类型和压迫厚度选择合适的靶/滤过材料,优先选择自动曝光控制。

第四节　医用 X 线放射诊断工作场所与设备质量控制检测

一、医用 X 线诊断质量保证和质量控制

按照《医用常规 X 射线诊断设备影像质量控制检测规范》WS76-2011 的规定,医用 X 线诊断影像的质量保证(QA)是指为获得稳定的高质量 X 线诊断影像,同时又使人员受照剂量和所需费用达到合理的最低值所采取的有计划的系统行动。质量控制(QC)是指通过 X 线诊断设备性能检测盒维护,对 X 线影像的监测和校正行动,保证影像诊断质量的技术。

许可证持有者应按照《电离辐射防护与辐射源安全基本标准》GB18871—2002 的要求,制定一个全面的医疗照射质量保证大纲,应邀请放射医学、放射物理、放射药物学等有关领域的合格专家参加。对于放射诊断设备而言,医疗机构应配备相应的质量控制检测设备,参考《医疗照射防护基本要求》

GBZ179—2006 等标准和规范制定质量保证大纲。

质量保证大纲应包括:

(1)影像质量评价;

(2)胶片废弃分析;

(3)患者剂量评价;

(4)在投入使用时和投入使用后定期对辐射发生器的物理参数的测量以及显像装置的检查;

(5)定期检查患者诊断中使用的相应的物理因素和临床因素;

(6)书面记录有关的程序和结果;

(7)剂量测量和检测仪器,相应校准及其操作条件的核实;

(8)纠正行动、追踪及结果评价的程序。

二、医用 X 线诊断及机房防护检测

医用诊断 X 线机及机房防护监测应满足表 3-7 的要求。

表 3-7　医用诊断 X 线机及机房防护检测要求

监测项目		验收检测	状态检测	
		要求	要求	周期
机房防护监测	屏蔽墙外剂量率	见标准条款	见标准条款	1 年
医用 X 射线机防护监测	X 射线源组件泄漏辐射	≤0.25 mGy/h(牙科) ≤1.0 mGy/h(其余)	——	——
	半值层	见标准条款	见标准条款	1 年
	焦皮距	≤30 cm(透视机) 见标准条款(牙科) ≤20 cm(乳腺机) ≤20 cm(移动式和携带式 X 射线机)	≤30 cm(透视机) 见标准条款(牙科) ≤20 cm(乳腺机) ≤20 cm(移动式和携带式 X 射线机)	1 年
	立位防护区	≤0.05 mGy/h	≤0.05 mGy/h	1 年
	卧位防护区	≤0.15 mGy/h	≤0.15 mGy/h	1 年
	牙科 X 射线机管电压	60 kV(头颅) 50 kV(其余)	60 kV(头颅) 50 kV(其余)	1 年
	集光筒末端照射野直径	≤6 cm	≤6 cm	1 年
设备旁操作位空气比释动能率		≤0.45 mGy/h	≤0.45 mGy/h	1 年

开展医用 X 线诊断机房和周围环境辐射水平检测时,应在巡测的基础上,对关注点的局部屏蔽和缝隙进行重点检测。关注点应包括:四面墙体、地板、顶棚、机房门口区域、观察窗、传片箱、采光窗/窗体、管线洞口等,点位选取应具有代表性。检测时,应选择合适的检测条件,具体要求见表3-8。用于防护性能检测的仪器应有法定计量检定合格证,并在有效期内。用于杂散辐射防护监测的仪器应具备:① 最小量程:0 μGy/h ~ 10 μGy/h;② 能量响应:25 keV ~ 100 keV, ±30% ;③ 读数响应时间:≤15 s;④ 应有测量累积剂量档。

表 3-8 医用 X 射线防护检测条件、散射模体和仪表读出值的使用

照射方式	检测条件	散射模体	仪表读出值的使用
透视(普通荧光屏)	70 kV、3 mA	水模	曝光时间大于检测仪器响应时间的不需时间修正
透视(影像增强器,无自动控制功能)	70 kV、1 mA	水模	
透视(影像增强器,有自动控制功能)	自动	水模 + 1.5 mmCu	
摄影(无自动控制功能)	常用曝光条件最高曝光条件(原则上 ≥100 mA)	水模	需要进行测量仪器建立读数时间修正
摄影(有自动控制功能)	自动(原则上 ≥ 100 mA)	水模 + 1.5 mmCu	
CT	常用条件	CT 体模	
乳腺摄影(无自动控制功能)	28 kV、50 mAs	6 cm 乳腺摄影检测专用模体	
乳腺摄影(有自动控制功能)	自动		
牙科摄影	常用条件	水模	

三、放射诊断设备影像质量控制检测

放射诊断作为检查手段,如果设备不能满足国家相关标准的要求,最直接的后果就是图像质量的下降,容易造成漏诊和误诊,耽误受检者的病情。同时,也可能导致受检者和医务人员的过量照射。因此,放射诊疗设备的质量控制检测室是必不可少的。

放射诊断设备影像控制检测分为验收检测、状态检测和稳定性检测。验收检测的目的是鉴定设备性能指标是否符合约定值,通常在 X 线诊断设备安装完毕或重大维修后;状态检测是对运行中设备开展的检测,目的是评价其

性能指标是否符合要求;稳定性检测的目的是确定放射诊断设备在给定条件下获得的数值相对于一个初始状态的变化是否符合相关要求。验收和状态检测通常是由医疗机构委托具有放射卫生技术服务资质的机构开展,稳定性检测通常由医疗机构配备相应检测设备定期开展。放射诊断摄片、透视设备检测项目及周期要求见表3-9、表3-10。

表3-9　摄片设备检测项目及技术要求

检测项目	检测方法及条件	验收检测要求	状态检测		稳定性要求	
			要求	周期	要求	周期
管电压指示的偏离	数字式高压检测仪	±5%或±5 kV内,以较大者控制	±5%或±5 kV内,以较大者控制	1年		
输出量	剂量仪	建立基线值	基线值±20%	1年	基线值±20%	3个月
输出量重复性	测量5次	±10%内	±10%内	1年	±10%内	3个月
输出量线性	相邻两档间	±10%内	±10%内	1年		
有用线束半值层(HVL)	80 kV	≥2.3 mm AL	≥2.3 mm AL	1年		
曝光时间指示的偏离	$t \geq 0.1$ s	±10%内	±10%内	1年		
	$t < 0.1$ s	±2 ms或±15%内	±2 ms或±15%内	1年		
自动照射量控制响应(两种方法选一种)	影像光密度	±0.3内	±0.3内	1年	基线值±0.3 OD	3个月
	空气比释动能率	±20%内	±20%内	1年	基线值±25%	3个月
自动照射量控制重复性(两种方法选一种)	曝光后管电流时间积读数	平均值±20%内	平均值±20%内	1年		
	影像光密疗	平均值±0.2AD内	平均值±0.2AD内	1年		
SID值的偏离		±1.5%内	±1.5%内	1年		
有用线束垂直度偏离		≤3°	≤3°	1年	≤3°	3个月
光野与照射野四边的偏离	1 m SID	任一边±1 cm内	任一边±1 cm内	1年	任一边±1 cm内	3个月

续表

检测项目	检测方法及条件	验收检测要求	状态检测要求	状态检测周期	稳定性要求	稳定性周期
光野与照射野中心的偏离	1 m SID	≤1 cm	≤1 cm		≤1 cm	
照射野与影像接收器的偏离	1 m SID	任一边 ±1 cm内	任一边 ±1 cm内	1 年		
滤线栅与有用线束中心对准	SID 与会聚式滤线栅会聚距离一致	中心点密度最高,两边密度对称	中心点密度最高,两边密度对称	1 年		
有效焦点尺寸	星卡或线对卡	见 WS76 附表 A2				

表 3-10　放射透视设备检测项目和技术要求

检测项目	检测方法及条件	验收检测要求	状态检测要求	状态检测周期	稳定性要求	稳定性周期
透视受检者入射体表空气比释动能率典型值(mGy/min)	透视荧光屏	≤50	≤50	1 年		
	影像增强器	≤25	≤25	1 年	≤25	半年
透视受检者入射体表空气比释动能率最大值(mGy/min)	介入放射学用设备	≤100				
透视荧光屏灵敏度(cd/m²)/(mGy/min)		≥0.011	≥0.008	1 年		
高对比分辨力 lp/mm	透视荧光屏	≥0.8	≥0.6	1 年		
	影像增强器	见 S76 附表 B2	≥0.6	1 年	±20% 基线值	半年
低对比分辨力	对比灵敏度测试卡	≤4%	≤5%	1 年	≤5%	半年
	低对比分辨力测试板	≤2%, 7mm	≤4%, 7mm	1 年	≤4%, 7mm	半年
影像增强器入射屏前空气比释动能率 μGy/min		见 WS76 表 B3	见 WS76 表 B3	1 年		

续表

检测项目	检测方法及条件	验收检测要求	状态检测		稳定性要求	
			要求	周期	要求	周期
影像增强器亮度自动控制	不同厚度衰减层时亮度变化	≤10%	≤15%	1年	≤±30%基线值	半年
照射野与影像接收器中心偏差		≤2% SID				
最大照射野与普通荧光屏尺寸相同时的台屏距 mm		≤250				
透视影像小于影像增强器 mm		≤10				
透视方形野的长和宽		不得超过影像接收区直径				

放射诊断设备中CR、乳腺等设备的质量控制检测有更加细化的专项标准提出了相应的要求,主要包括 GB17589、GBZ186、GBZ187 等。各专用放射诊断设备具体检测项目和技术要求见表4-11、表4-12、表4-13。

表3-11　CT质量控制检测项目和技术要求

检测项目	检测要求	验收检测评价标准	状态检测评价标准	稳定性检测	
				评价标准	周期
诊断床定位精度(mm)	定位	±2	±2	2	每月
	归位	±2	±2	2	
定位光精度(mm)		±2	±3		
扫描架倾角精度(°)		±2			
重建层厚偏差(s) mm	s≥8	±10%	±15%	与基线值相差±20%或±1 mm,以较大者控制	每年
	8>s>2	±25%	±30%		
	≤2	±40%	±50%		

续表

检测项目	检测要求	验收检测评价标准		状态检测评价标准		稳定性检测	
						评价标准	周期
CTDI$_W$ mGy	头部模体	与厂家说明书指标相差±10%内		与厂家说明书指标相差±15%以内,若无说明书技术指标参考,应<50		与基线值相差±15%以内	每年
	体部模体	与厂家说明书指标相差±10%以内		与厂家说明书指标相差±15%内,若无说明书技术指标参考,应<30			
CT值（水）（HU）	水模体	±4		±6		与基线值相差±4以内	每月
均匀性HU	水或等效水均匀模体	±5		±6		与基线值相差±2以内	每月
噪声(%)	头部模体CTDI<50 mGy	<0.35		<0.45		与基线值相差±10%以内	半年
高对比分辨力(lp/cm)	常规算法CTDI<50 mGy	线对数MTF$_{10}$	>6.0	线对数MTF$_{10}$	>5.0	与基线值相差±15%以内	半年
	高对比算法CTDI<50 mGy	线对数MTF$_{10}$	>11	线对数MTF$_{10}$	>10		
低对比可探测能力		<2.5		<3.0			
CT值线性（HU）		50		60			

表 3-12　乳腺摄影 X 射线设备的检测项目和技术要求

检测项目	验收检测要求	状态检测		稳定性检测	
		要求	周期	要求	周期
目视检查	IP 及暗盒质量状况，IP 初始清洁和擦除	IP 及暗盒质量状况，必要时清洁	1 年	IP 及暗盒质量状况，常规清洁 IP	每周
IP 暗噪声	照射量指示值应在保证值之下，影像均匀，无伪影	照射量指示值应在保证值之下，影像均匀，无伪影	1 年	照射量指示值应在保证值之下，影像均匀，无伪影	每周
IP 响应均匀性及一致性	在 ±10%（单板与多板）内	在 ±10%（单板与多板）内	1 年	在 ±10%（单板与多板）内	半年
照射量指示校准	在 ±20%（单板）内在 ±10%（多板）内	在 ±20%（单板）内在 ±10%（多板）内	1 年	在 ±20%（单板）内在 ±10%（多板）内	每月
IP 响应线性	在 ±20% 以内	在 ±20% 以内	1 年	在 ±20% 以内	半年
激光束功能	无颤动或颤动在 ±1 像素尺寸内	无颤动或颤动在 ±1 像素尺寸内	1 年	无颤动或颤动在 ±1 像素尺寸内	每月
空间分辨力与分辨力重复性	$R_{水平}/f_{Nyquist} > 0.9$	$R_{水平}/f_{Nyquist} > 0.9$	1 年		
	$R_{垂直}/f_{Nyquist} > 0.9$	$R_{垂直}/f_{Nyquist} > 0.9$			
	$R_{45°}/(1.41 \times f_{Nyquist} > 0.9)$	$R_{45°}/(1.41 \times f_{Nyquist} > 0.9)$			
	网格影像均匀，无模糊区域	网格影像均匀，无模糊区域			
低对比探测细节	参照厂家数据	参照厂家数据	1 年	基线值 ±1 个细节变化	半年
空间距离准确性	在 ±2% 内	在 ±2% 内	1 年	在 ±2% 内	半年
IP 擦除完全性	不存在 Pb 板幻影，达到暗噪声水平	不存在 Pb 板幻影，达到暗噪声水平	1 年	不存在 Pb 板幻影，达到暗噪声水平	半年
滤线栅效应（混叠）	未发现混叠伪影	未发现混叠伪影	1 年		
IP 通过量	在 ±10% 内	在 ±10% 内	1 年		

表 3-13 乳腺摄影 X 射线设备的检测项目和技术要求

检测项目	检测方法及条件	验收检测要求	状态检测		稳定性检测	
			要求	周期	要求	周期
标准照片密度	4 cm 厚的模体		与基线值相比在±0.2 D内	1 年	与基线值相比在±0.2 D内	每周
胸壁侧的照射野准直	胶片	射野全部覆盖胶片	射野全部覆盖胶片	1 年	射野全部覆盖胶片	每周
胸壁侧射野与台边的准直	胶片	超出台边<5 mm	超出台边<5 mm	1 年	超出台边<5 mm	半年
光野/照射野的一致性	胶片	三边分别在±8 mm 内	三边分别在±8 mm 内	1 年	三边分别在±8 mm 内	半年
自动曝光控制	2 cm、4 cm、6 cm 厚的模体		与 4 cm 的值相比在±0.2 D内	1 年	与 4 cm 的值相比在±0.2 D内	每周
管电压指示的偏离	数字式高压检测仪	在 ±1 kV 内	在 ±1 kV 内	1 年	在 ±1 kV 内	半年
辐射输出量的重复性	剂量仪	在±5% 内	在±5% 内	1 年	在±5% 内	半年
乳腺平均剂量	4 cm 厚模体,剂量仪	<2 mGy(有滤线栅)	<2 mGy(有滤线栅)	1 年	<2 mGy(有滤线栅)	半年
高对比分辨率	线对卡	>10 lp/mm	>10 lp/mm	1 年	>10 lp/mm	半年
辐射输出量率	剂量仪	>7.0 mGy/s	>7.0 mGy/s	1 年		
特定辐射输出量	剂量仪1 m,28 kVp	>45μGy/mAs	>30 μGy/mAs	1 年		
X 射线管的焦点尺寸	星卡、针孔、狭缝或多针孔	见 GBZ186表 A2				
半值层	28 kVp	0.3 mm Al	0.3 mm Al			
曝光时间指示偏离	>200 ms	在 ±10% 内	在 ±10% 内	1 年		
	<200 ms	在 ±15% 内	在 ±15% 内			

介入放射学的放射防护

第一节　介入放射学防护概述

介入放射学(interventional radiology,IVR)是 20 世纪 70 年代后期迅速发展起来的一门边缘学科。它是在医学影像设备的引导下,以影像诊断学和临床诊断学为基础,结合临床治疗学原理,利用导管、导丝等器材对各种疾病进行诊断及治疗的一系列技术。即在影像医学(X 线、CT 等)的引导下,通过经皮穿刺途径或通过人体原有孔道,将特制的导管或器械插至病变部位进行诊断性造影和治疗,或采集组织,进行细胞学、细菌学及生化检查。

介入放射学为疾病的诊断和治疗开拓了新的途径,它具有微创性、可重复性强、定位准确、疗效高、见效快、并发症发生率低、多种技术可联合应用、简便易行等诸多优点,展示了广阔的前景,特别对一些以往被认为是不治或难治之症的治疗效果更佳,因此赢得了国内外医学界的广泛重视和应用,并深受广大患者的欢迎。

介入放射学包括两个基本内容:① 以影像诊断学为基础,利用导管等技术,在影像监视下对一些疾病进行非手术治疗。② 在影像监视下,利用经皮穿刺、导管等技术,取得组织学、细菌学、生理和生化资料,以明确病变的性质。可以这样理解:介入放射学是在影像医学的引导下,为现代医学诊疗提供了新的给药途径和手术方法,与传统的给药途径和手术方法相比较,具有更直接有效、更简便微创的优点。虽然 CT、MR、B 超对某些血管病已具有诊断价值,但血管造影仍是诊断的金标准,尤其辨别出血管动脉、细小血管病变和血流的动态观察等仍然不可被替代。在某些血管病、肿瘤的治疗上介入治疗已成为首选,如肾动脉狭窄、肝癌的治疗等。特别是对血管外一些管道狭窄性病变的开通如食管、胆管、气管、泌尿道狭窄甚至鼻泪管狭窄都有明显疗效。

介入放射学是20世纪80年代初传入我国,并迅速发展起来的,涉及人体心血管、消化、呼吸、骨科、泌尿等多个系统疾病的诊断和治疗。尤其对以往认为不治或难治的病症(各种癌症、心血管疾病),介入开拓了新的治疗途径,且简便、安全、创伤小、并发症少、见效快。它是在影像学方法的引导下采取经皮穿刺插管,对患者进行药物灌注、血管栓塞或扩张成形等"非外科手术"方法诊断和治疗各种疾病。由于其在疾病诊疗方面拥有传统的内、外科学不具备的独有特点,在现代医疗诊治领域已迅速确立其重要地位。在1996年11月国家科委、卫生部、国家医药管理局三大部委联合召开"中国介入医学战略问题研讨会"正式将介入治疗列为与内科、外科治疗学并驾齐驱的第三大治疗学科,称之为介入医学(interventional medicine)。

对于需要用药物治疗的疾病,介入治疗与内科治疗相比,其优势在于可使药物直接作用于病变部位,不仅大大提高了病变部位的药物浓度和药效,还可大大减少药物用量,降低药物的副作用。

对于需手术治疗的疾病,介入治疗与外科治疗相比,更具有以下优势:无须手术切开暴露病灶,一般只需通过穿刺插管等技术就可完成治疗。由于创伤小、术后恢复快、住院期短、可在同一部位进行多次重复治疗和并发症少而轻。大部分患者只需局部麻醉或静脉麻醉,从而降低了麻醉的风险,并使不适合全身麻醉的患者受益。对于手术治疗入路困难和难以处置的病变,介入治疗往往能够寻找捷径并给予巧妙地处理。对部分疑难病种的疗效与外科手术相当甚至更优。

经过了近60年的发展,介入放射学已形成了较完整的体系,临床上常将介入放射学分为三大类:

按入路途径,可分为血管性介入和非血管性介入技术两大类。血管性介入技术是指使用穿刺针,通过穿刺进入人体血管系统,并在透视的引导下,将导管送到病灶所在的位置,通过导管注射对比剂造影,显示病灶血管情况,在血管内对病灶进行诊断和治疗的方法。常用的体表穿刺点有股动、静脉,桡动脉,锁骨下动、静脉,颈动、静脉等。血管性介入技术包括造影、插管、灌注、栓塞、成形(血管或瓣膜)、支架、分流术(经颈静脉肝内门腔分流术)、植入术(如导管药盒或起搏器)、消融术等。而非血管性介入技术则指没有进入人体血管系统,在影像设备的引导下,直接经皮穿刺或插管至病灶或经人体生理和病理通道(如食管、肠道、胆管、气道、阴道、输卵管、尿路、泪道以及各种窦道、瘘道、引流道等)进入病灶进行诊断和治疗的方法,包括活检、引流、造瘘、成形、支架、神经阻滞术、臭氧治疗等。血管介入和非血管介入的各种技术在介入诊疗中均可单独应用或联合应用。

按病变部位和病种,又可分为神经介入、心脏介入和外周介入。后者亦可细分为肿瘤介入、血管介入、消化道介入、泌尿系介入、妇产科介入、骨关节介入和急症介入等。以上种种分类并无严格的界限,只是为了表述方便而已。专职的介入医师可能从事一个类别或多个类别的介入诊疗工作。而其他专科医生只从事与本专业相关病种的治疗,通常不担任介入性诊断工作。

任何一项利用电离辐射的实践,在给人类带来巨大裨益的同时,也会产生一定的危害。介入放射学防护的目的就是在广泛应用介入放射技术为医疗服务的同时,保障介入放射工作者和患者免受危害,做到趋利避害。介入放射学的一系列技术是在 X 线透视、CT 导向下进行的,因此,介入手术者要在 X 线设备工作时站在诊视床边进行手术操作,距离患者照射区不足0.5 m,全身暴露于大量 X 线散射线的辐射场内,既无法像常规 X 线诊断那样进行隔室操作,又无法采取远距离操作。一般介入手术透视累计曝光时间为十几分钟,有的长达半小时,甚至超过 1 小时,由于人的感官无法感知射线的照射和受照剂量大小,介入手术者全神贯注于手术过程中,很容易忽视自身和患者的防护问题。介入手术操作的特点使介入放射学工作者受照剂量比传统 X 线工作者高数倍到数十倍,也决定了介入放射学防护的重要性和复杂性。

介入操作职业人员和患者所受到的辐射剂量因使用 X 线机类型、产地、疾病类型、防护条件和操作技术熟练程度等不同而有较大差异。ICRP 按患者皮肤最大累积剂量将介入操作分为高、中、低三种类型,高剂量操作指 > 100 mGy剂量的操作,中剂量指 < 100 mGy 剂量的操作,低剂量操作指 < 10 mGy剂量的操作。

从目前患者受照剂量监测结果看,国内介入操作绝大部分属于高、中剂量操作,不同疾病介入诊疗时由于曝光条件、时间等差异,病人剂量差异悬殊,单次局部皮肤剂量最大的主要是经皮-腔内冠状动脉成形术、经皮劲静脉肝内门体支架分流术、射频心导管剥离、瓣膜成形术、经皮经肝胆管引流术等,病人剂量范围为 0.05 Gy ~ 43 Gy。

ICRP 第 85 号出版物"防止医学介入中的辐射损伤"指出:在一些介入程序中,患者的皮肤剂量接近于放射治疗的十分之几。国内统计,每次介入手术 X 线曝光时间平均在 30 min 左右,射频心导管剥离术病人最长照射时间达到 190 min,病人局部皮肤累积剂量为 8.4 Gy,而一般栓塞治疗约需 24 min,局部皮肤剂量为 1.1 Gy。Donald 等对美国七个医疗中心的 2 142 例介入患者接触剂量进行测定,发现 52% 的患者累积剂量超过了 1 Gy,6% 的病例累积剂量超过 5 Gy,主要是栓塞形成、经颈静脉肝内门体静脉分流术、肾/内脏支架放置等。

对于操作者的受照剂量,UNSCEAR 报道,相当一部分介入工作人员所接受的照射剂量的年有效剂量超过 1 mSv,有的甚至超过 50 mSv。国内余宁乐等报道江苏省介入放射工作人员中有 8 人超过 5 mSv,2 人超过 20 mSv。我国报道介入操作者单次操作吸收剂量率均值在 21 μGy/h ~ 390 μGy/h,也有高达 700 μGy/h 的报道。国外报道冠状血管成形术年有效剂量为 25 mSv,腔内血管成形术年有效剂量为 4 mSv。介入操作者高剂量照射的部位主要是手、头、胸、腹部,床上球管机型头胸部照射剂量较大,床下球管机型腹部照射剂量大,床上球管操作人员受照剂量大于床下球管。

案例:20 世纪 90 年代初,我国某地区早期从事心血管介入放射学诊疗的 6 名医师,每天平均每位病人的心导管操作时间为 40 ~ 60 min,由于当时的 X 线机和操作的防护条件都比较差,医生从事介入放射学工作也没有经过放射防护知识培训,在他们持续工作两年后,均出现了疲乏无力、头晕、睡眠障碍等神经衰弱症候群,体检结果显示:淋巴细胞转化率均低于正常,80% 以上人员血细胞出现明显的核棘突、凹陷、双核型等形态变化,50% 出现白细胞降低,淋巴细胞比值增高,外周血淋巴细胞染色体出现双着丝点、断片、断裂等畸变类型,染色体畸变率高于全国 X 线工作者染色体畸变率水平。

诊断:患者有长期连续或间断超剂量限值照射史,但由于当时条件所限,他们均没有佩戴个人剂量计,较难准确估算辐射剂量,根据每位心导管操作时间/操作病人数量和染色体分析,初步估算为超累积剂量限值照射,临床诊断为以造血组织损伤为主,并伴有其他系统改变的外照射慢性放射损伤。

建议:脱离射线工作,采用中西医结合对症治疗,加强营养,每年全面体检一次,两年以后每两年全面检查一次,在此期间根据健康状况,可参加非放射性工作。

第二节　介入放射学工作场所与设备的防护措施

一、介入 X 线设备机房的防护措施

（一）机房屏蔽防护

《医用 X 射线诊断放射防护要求》GBZ 130 — 2013 要求介入 X 线设备机房四周墙壁防护要达到 2 mm 铅当量，机房的门、窗和管线口位置要合理设置，机房的门和窗应有其所在墙壁相同的防护厚度。需要强调的是，设于多层建筑中的机房（不含顶层）顶棚、地板（不含下方无建筑物的）也要满足相应照射方向的屏蔽厚度要求。赵兰才等根据实践经验，认为介入放射学机房墙壁以 370 mm 的砖墙为宜，若建造为 240 mm 的砖墙，可再增加 1 mm 铅当量的防护材料（硫酸钡砂浆、铅等）。笔者调查发现，现在很多新建机房都采用的是水泥砖、灰砂砖等新型建筑材料，对这些建筑材料的屏蔽防护效果目前尚没有权威报道，很多新建机房都采用再对墙面粉刷 2 mm 铅当量的硫酸钡砂浆的做法，实际防护效果良好。介入设备机房内最好采用水磨石地面，若用绝缘的木质地板或采用聚氯乙烯（polyvinyl chloride polymer，PVC）材料装饰地面容易产生静电，对人体和设备都会产生不良影响，这种情况可采用接地线的方法消除静电。

（二）适宜的机房有效使用面积和最小单边长度

为了使介入设备机房内必须物品的设置有足够的空间，并且方便操作，尽可能减少反向散射线的影响，介入放射设备机房需要有适宜的有效使用面积和最小单边长度。目前医用介入放射学设备多为单管头 X 线设备，《医用 X 射线诊断放射防护要求》GBZ 130—2013 要求此类设备机房最小有效使用面积不得小于 20 m²，最小单边长度不得小于 3.5 m。调查发现，有的介入放射学设备机房面积偏小，介入手术者操作位置的背后距墙壁仅 1 m 多，结果来自背后的反向散射线剂量为宽敞机房的 2～3 倍。因此，赵兰才等建议机房面积以 24 m²～36 m² 为宜。

（三）合理的机房布局

介入设备机房内要合理布局，避免介入设备有用线束直接照射门、窗和管线口位置，并且不得堆放与该设备诊疗工作无关的杂物。

（四）良好的通风

《医用 X 射线诊断放射防护要求》GBZ 130—2013 要求放射机房应设置

动力排风装置,并保持良好的通风。由于介入手术操作的曝光时间长,射线会引起机房内空气电离而产生氮氧化物、臭氧等有害物质(详见表4-1),并可导致正负离子平衡失调。这些有害物质的浓度与设备开机曝光时间成正比。另外,介入设备机房内含铅物品较多,有的机房用铅板装修墙面和顶棚,使机房变成了一个铅房,致使机房内空气中铅污染。多种有害因素会导致介入手术者产生眼睛发涩、疲劳乏力、精神萎靡等不良感觉,因此机房内应有良好的通风,以便及时排除空气中的有害物质。

表4-1 介入放射设备机房内的综合有害因素

有害因素	条件	变化	对人体的影响
二氧化氮	胸透6人次	↑1.6倍	刺激呼吸道,引起神经衰老综合征
臭氧	胸透6人次	↑12	损害肺内杀菌活性等防御机能
正离子	胸透30人次	↑46.6%	正离子对人体产生不良影响
负离子	胸透30人次	↓20%	负离子对神经、循环、呼吸、造血、代谢及内分泌系统的机能产生良好的增强效应
自由基	胸透120人次	↑(明显)	使体内不饱和脂肪酸形成脂类过氧化物,它与衰老、畸形和致癌有关
铅	室内含铅物品多	↑(铅含量)	尿铅↑
微小气候	开机透视	室温↑ 2℃~5℃	使人不舒服
X射线	长期过量照射		引起神经衰老综合征、白细胞计数减少和细胞遗传学、免疫学变化

二、介入放射学设备防护性能要求

介入放射学设备除了要满足常规X线设备的通用要求外,还有以下专用要求:

(1)透视曝光开关应为常断式开关,并配有透视限时装置。

(2)在机房内应具备工作人员在不变换操作位置情况下能成功切换透视和摄影功能的控制键。

(3)X线设备应配备能阻止使用焦皮距<20 cm的装置。

(4)X线设备的受检者入射体表空气比释动能率应符合《医用常规X射线诊断设备影像质量控制检测规范》WS 76—2011的规定。

(5)X线设备在确保铅屏风和床侧铅挂帘等防护设施正常使用的情况下,在透视防护区测试平面上的空气比释动能率应≤400 μGy/h。

此外,介入放射学设备的控制台上应能显示管电压、管电流、焦点大小、过滤、源影像接收器距离、野的大小、曝光时间、辐射剂量(最好能显示"最大皮肤剂量")等参数。介入放射学设备应配备准直器、防散射线滤线栅和附加过滤,附加过滤应能根据病人的体厚和机架的角度自动或手动设置。

第三节 介入放射工作者与患者的防护措施

一、介入放射工作者的防护措施

(一) 合理选择介入放射学设备,优化曝光条件

现今影像导向设备,包括数字减影血管造影(digital subtraction angiography,DSA)、计算机断层扫描(computed tomography,CT)、B 超、开放式磁共振(nuclear magnetic resonance, NMR)等,使用最为广泛的是 DSA。由于 DSA 没有骨骼与软组织影的重叠,使血管及其病变显示更为清楚,又有图像清晰、密度分辨率高、可调节的数字图像与储存再现、远程传输、多种后处理等优点,现已成为大多数医院介入放射科室所采用的设备。但也还有些医院因成本、技术等问题,仍然在采用常规医用诊断 X 线机来进行介入操作,如 2007 年江苏省仍有 35% 左右的介入设备为常规医用诊断 X 线机。由于常规医用诊断 X 线机的照射剂量远远大于 DSA,而且防护设备通常较简陋,防护能力较差,因此医院在装置设备选择上,应尽量用 DSA 代替常规医用诊断 X 线机,以降低操作人员及患者的受照剂量。在 DSA 技术的选择上,平板探测器 DSA 因无图像变形,动态范围大,探测面积大且结构薄,透视影像质量好,且在获得同等透视影像质量时,可降低患者和医务人员接受的 X 线受照剂量。

介入手术操作时,曝光管电压(kV)、管电流(mA)的大小、照射野面积以及脉冲透视频率等均与介入手术者和患者的受照剂量有关(表4-2)。但 kV 与 mA 值多为自动调节,而照射野面积及透视脉冲频率可在满足手术部位影像质量的前提下,通过人工调节到最低程度,以尽可能减少不必要的照射,达到防护的目的。根据调查与实测,遮线器开口调至 9 cm×9 cm,射线投影到影像增强器输入屏的面积为 31 cm×31 cm,约等于 30.5 cm(12 英寸)影像增强器的最大可视面积。若遮线器开口再增大,对图像已无诊断意义,反而会因散射线的增多而影响图像的清晰度。透视脉冲频率一般采用 6 p/s～12 p/s,即可满足临床要求。

表 4-2　不同曝光条件对受照剂量的影响

		介入手术者胸部受照剂量		
曝光条件	仪器读数（μGy/h）		变化	
		条件增加（%）	剂量增加（%）
照射野面积*（cm）	9×9	1 250	77.8	140
	12×12	3 000		
透视脉冲频率（p/s）	12	750	108	66.7
	25	1 250		

* 用遮线器开口表示照射野面积

（二）距离防护

X 线辐射剂量可随着距离的增加而迅速衰减,若忽略空气对 X 线的吸收,则可认为 X 线的照射量与距离的平方成反比。若距离增加 1 倍,则照射量即减少到原来的 1/4。介入手术者操作位置的散射线随距离延长而衰减的规律与直射线基本相同。因此,在进行介入手术时,介入工作人员进行辐射防护的一个重要措施就是要尽可能远离患者的照射区,以降低受照剂量。介入操作过程中采用距离防护的难点,主要在于工作人员必须床边操作,从而难以"距离防护",但通过使用一些新的改进装置,以及在非必要操作时有意识地避免在重要辐射区内长久停留,也是可以做到"距离防护"的。郁鹏等提出了站立区域的概念,认为患者右侧是高辐射场区域,又是一般手术人员站立处,辐射强度较高,必须重视此处的防护。患者左上辐射场的强度相对较高,往往安装心脏起搏器时医生容易站在此处,应加以提示。实习医师和进修医师也常在此处观摩手术,应尽量避免。

（三）时间防护

介入操作者和患者的受照剂量与曝光时间呈正比关系,随着透视时间的增加,医务人员和患者的受照剂量会明显增加。时间防护就要求介入操作者必须熟练掌握各种介入操作技术,准备充分,操作准确,尽可能减少透视时间和减影时间。可通过合理使用低帧脉冲透视,适时使用路径图。同时,操作时注重间断曝光及改善曝光条件以减少曝光时间,也是降低受照剂量水平的必要措施。

（四）合理选择个人防护用品和辅助防护设施

介入放射学操作属于近台操作,介入操作者必须在 X 线的辐射场内进行操作,因此单靠时间和距离防护是有一定局限的,而屏蔽防护则是主要的防护措施。常用防护材料有铅玻璃、有机铅玻璃、铅胶板、铅板和复合防护板材等。又由于介入手术的类型繁多,手术医生的操作位置往往不固定,随手术类型而变更,因此任何类型的介入防护装置的使用,都有一定的局限性,这就有必要配备并使用一些个人防护用品和辅助防护设施。《医用 X 射线诊断放射防护要求》GBZ 130—2013 要求介入放射学操作须配备以下个人防护用品:铅橡胶围裙、铅橡胶颈套、铅橡胶帽子、铅防护眼镜,可选配铅橡胶手套;要求配备的辅助防护设施有:铅悬挂防护屏、铅防护吊帘、床侧防护帘、床侧防护屏,可选配选配移动铅防护屏风,且要求防护用品和辅助防护设施的铅当量应不低于 0.25 mm 铅当量。

在介入手术中,穿铅围裙的操作者的受照剂量明显降低。研究结果显示当采用防护屏、铅橡皮帘、长铅衣、铅围脖等综合防护措施时,能阻挡 60% 以上的散射线。因此,介入放射工作场所应尽可能配备完整的个人防护用品和辅助防护设施,以减少工作人员受到的照射。个人防护用品在使用过程中的主要问题在于,许多操作者受限制于防护用品的笨重而影响操作的灵活性,往往只穿铅防护服、铅围裙,而忽视了对眼睛、甲状腺等敏感部位的防护,致使工作人员局部仍然受到较大剂量 X 线的照射。杜端明等研究表明:铅玻璃防护屏的使用可使辐射量最大值由 329 μvS 衰减至 80 μvS,衰减率 92.5%;经过铅玻璃防护屏和铅防护服的双重防护后由 115 μvS 衰减至 13 μvS,衰减率达 98.1%。工作人员应视自身条件,选择合适的防护用具,采取综合防护,尽量将受照剂量降至最低。对个人防护用品的选择应符合安全、轻便、舒适、方便的原则。

二、患者的防护措施

介入放射学的出现和普及,解决了不少临床医学上的难题,但它毕竟是一种对患者有害的、风险性较高的诊疗手段。其风险不仅表现在对患者的辐射危害,介入手术的并发症也很常见。分析其原因,绝大多数并发症与操作方法和技术熟练程度等有关。ICRP 第 85 号和第 105 号出版物明确指出,目前透视引导的介入程序被越来越多的临床医师在使用,而这些操作的临床医师没有经过足够的放射防护安全或放射生物学方面的适当培训,操作者不清楚这些程序可能会引起潜在危害或者不知道降低危害的简单方法,也没有将潜在危害告知患者并对患者进行随访观察。有些患者皮肤所受的剂量已经接近于放射治疗的十分之几。患者的放射性皮肤损伤是由于使用了不合适的设备,更经常的是因为拙劣的操作技术。2 Gy 的急性照射可导致患者的皮肤出现红斑,12 Gy 可导致迟发性皮肤坏疽。由于使用不适当设备或技术操作的差异,已有很多引发患者皮肤损伤的报道,一些年幼患者可能还会面临以后增加癌症的风险。国外曾报道数例介入治疗导致患者受照部位皮肤严重损伤。例如，一位 17 岁女性患者接受 2 次放射消融术后皮肤累积受照剂量达 20 Gy，于第一次介入程序后 21 个月造成皮肤放射性溃疡；另一例患者在经颈静脉肝内门腔静脉分流术后 14 个月时，身体后背中部的皮肤形成放射性溃疡和斑块，周围色素沉着，该患者不得不接受溃疡清除术和植皮治疗。除上述大剂量引起的确定性效应皮肤损伤外，也会引起致癌危险的增加。

因此，必须增强对患者的防护意识，采取综合防护措施，尽可能降低介入放射医疗的风险。

（一）严格执行医疗照射正当化的原则

所有介入放射学程序，开具处方前都应进行正当性判断，严格掌握介入医疗的适应证，权衡利弊，只有确定对患者的利大于弊时，才能接受介入手术。应依此考虑：所实行的介入放射学程序应有足够的净利益；在能取得相同净利益的情况下，应尽可能采用非电离辐射的替代方法；在无替代方法时，应权衡利弊，仅当该介入放射学程序给受诊疗的患者带来的利益大于可能引起的辐射危害时，才是正当的。

开展新型的介入放射学程序，只有在经过适当、客观的试验，且证明有效之后才可以用于常规临床工作。每一项新操作技术的评估都应包括辐射剂量及其后果。应确保患者所受到的照射是达到预期诊疗目标的最小辐射剂量。除非在临床上有充分理由，要避免对已妊娠或可能妊娠的妇女进行会引起腹部或骨盆受到直接照射的介入放射学检查。对育龄妇女进行介入诊疗前，应明确是否已妊娠，并了解月经情况，诊疗应控制在月经来潮后的 10 天以内进行或在诊疗前进行妊娠试验。对妊娠早期（8～15 周）妇女的其他部位进行介入诊疗时，应对其下腹部采取屏蔽防护措施。

（二）优化照射条件，降低患者受照剂量

介入手术应使用脉冲透视，在获得足够的影像质量的前提下，应使用最低的脉冲频率、最低的透视剂量率、最短的透视时间和最少的摄影帧数；应使用准直器、增加过滤、终末图像存储等技术；应保证 X 线球管到影像接收器的距离最大，患者到影像接收器的距离最小。如果患者由于体重较轻或者影像接收器不能靠近其身体时，可以不使用滤线栅系统；应尽量将 X 线束对准关注区域，患者体表实际照射野不应大于关注区域的 10%；只有在临床上确有必要时才使用影像放大技术；在不影响手术的前提下，应使机架的角度尽量多样化，避免患者体表同一部位接受较长时间的照射；对于在 CT 引导下的介入手术，完成定位扫描后，可以通过降低局部扫描的 mAs、减少扫描的层数、增加螺距等方法降低患者剂量。

（三）合理选择并使用个人防护用品

《医用 X 射线诊断放射防护要求》GBZ 130—2013 要求介入放射学操作须配备以下患者个人防护用品：铅橡胶性腺防护围裙（方形）或方巾、铅橡胶颈套、铅橡胶帽子、阴影屏蔽器具。如果 X 线管在床上，可将铅橡胶性腺防护围裙或方巾覆盖在患者身上；若 X 线管在床下者，可将铅橡胶性腺防护围裙或方巾铺设在诊断床上，注意留出足够的照射野区。

第四节　介入放射学工作场所与设备的检测

根据《医用常规 X 射线诊断设备影像质量控制检测规范》WS76—2011、《医用成像部门的评价及例行试验第 3－3 部分：数字减影血管造影（DSA）X 射线设备成像性能验收试验》GB/T19042.3—2005/IEC61223-3-3：1996 等标准规范开展介入放射学工作场所与设备的检测。

（一）检测设备

DSA 模体、X 线质控检测仪、X 线质控工具箱、辐射巡测系统。

（二）入射受检者体表空气比释动能率典型值

将衰减层放置在探测器和影像增强器之间，探测器直接放在水模上，铜板放在影像增强器一侧，使用标准透视条件 70 kV、1 mA 进行曝光。用 X 线质控检测仪直接读数。

（三）入射体表空气比释动能率最大值

将衰减层放置在探测器和影像增强器之间，探测器直接放在水模上，铜板放在影像增强器一侧，在铝板上加一块 2 mm 厚的铅板（或关闭影像增强器），在透视模式下用 X 线质控检测仪直接读数测量受检者入射体表空气比释动能率最大值。

（四）空间分辨力

将线对卡紧贴在影像增强器的入射屏或放在检查床上，并使显示器中测试卡的线条影像与扫描线的方向成 45°夹角，以最低条件进行透视。

（五）低对比分辨力

将低对比度分辨力测试板放在 X 线管和影像增强器之间，调整显示器的亮度对比度（若无自动照射量控制时，可同时调整 X 线管电压、管电流），使测试板在显示器就中的影像达到最佳状态，用目视法读出测试板孔径最小的孔。

（六）动态范围

调整焦点到影像接收器输入面之间距离（SID）为系统允许的最小值，将带 P mmA 插件的 P mmA 主模体放置在 X 线束中靠近影像接收器的位置，调整限束器使得 X 线野与模体大小一致，选择系统所提供的 DSA 程序进行减影。首先，调节减影使 DSA 模体的所有血管模体都可见，开始记录空气比释动能率值；然后，在通过减影调节使 DSA 模体影像消失，但仍可显示出最粗的 DSA 血管模拟体的厚度，再记录其空气比释动能率值，两个空气比释动能率值之比即为动态范围值，记录其动态范围值。在动态范围检测期间，不要移动 DSA 模体。

（七）可视空间分辨力

检测试验物体使用 0.05 mm 的铅测试卡，该测试卡最好采用空间频率在 0.6 Lp/mm ~ 5 Lp/mm 的试验组，频率组之间的步长应不超过 20% 。在带滤线栅的平面床进行分辨力检测，对齐垂直分辨力线对组，这些线对组平行于患者长度轴；调节床的高度，使分辨力检测在等中心位置；对于影像增强器，使分辨力测试卡栅条与行扫描线夹角成 45°；对于平板探测器，使分辨力测试卡栅条与行扫描线水平或垂直；调整窗宽 W 和窗位 L，使影像显示最佳，直接读出可分辨的线对数。

（八）伪影

将伪影检测插件插入均匀体模中，对其进行减影成像，成像持续时间应大于临床常规应用时间。

（九）对比灵敏度

对比灵敏度按如下步骤进行检测：

（1）首先，选择生产厂家建议的 DSA 程序进行减影，将不带 PmmA 插件的 PmmA 主模体放置在 X 线束中开始试验以建立蒙片，在建立蒙片后，将 PmmA 插件放置在 PmmA 主模体以模拟血管造影的填充阶段，填充阶段影像减去蒙片得到的影像就得到 DSA 减影图像。

（2）第二步，将楔形阶梯插进 PmmA 主模体，DSA 减影图中的血管几乎都不可见，向外逐渐移动楔形阶梯，当每一个血管模拟结构都可见时，记录这时的楔形阶梯区域位置。DSA 对比灵敏度通过计数楔形阶梯的区域位置来评估，通常模拟的最细血管（0.05 mm 铝）应该在 0.8 mm 铜阶区域识别出来。

（十）工作场所和周围环境辐射水平

常用最大的曝光条件，使用辐射巡测系统检测工作状态下工作场所和周围环境辐射水平。

核医学诊断和治疗中的防护

第一节　核医学诊断和治疗防护概述

一、核医学的发展

核医学是研究放射性核素的医学应用及其理论基础的科学,是核科学技术与医学相结合的产物,是医学现代化的一个重要标志。它的主要内容包括放射性核素在临床诊断、治疗及医学研究中的应用,不仅为临床医学、基础医学和预防医学的研究开辟了新途径,而且对认识生命现象本质,弄清疾病的病因和药物的作用原理都有重要的作用。

自 1896 年贝克勒尔发现天然铀中存在放射性和 1898 年居里夫妇发现镭以来,可视为核医学发展史上里程碑的重要进展还包括了:20 世纪 20 年代放射性核素示踪方法应用于生物学实验研究中,1925 年应用于测定人体的血流速度;20 世纪 30 年代研制成功回旋加速器,并用于制造人工放射性核素;20 世纪 40 年代建成核反应堆,放射性核素制剂开始在临床与科研中使用;20 世纪 50 年代先后研制出扫描机和 γ 照相机;20 世纪 60 年代^{99m}Tc 发生器和^{99m}Tc 标记显像剂陆续用于临床核医学;20 世纪 70 年代开始随着计算机技术的发展将核医学推进到定量于动态核医学的新阶段,先后发明出发射型计算机断层显像装置(SPECT 和 PET);20 世纪 90 年代分子核医学开始崛起。

在国际上,发达国家对核医学的发展都十分重视。近年来,在国外几乎每 3 例就诊的患者中,就有 1 例应用放射性核素诊断和治疗疾病;临床上大约有 1/4 以上的诊断确定,包括了核医学的诊断方法。医学中心或重点医院都设置有核医学研究所或研究室。国际上定期举办各种类型的学术交流会。核医学中心及医学院校大都设有核医学专业和核医学课程。核医学已逐步分为核肝脏病学、核神经病学、核心脏病学、核内分泌学、核眼科学、老年核医学、儿科核医学等。

我国核医学应用开创于 20 世纪 50 年代,80 年代开始引进 SPECT,90 年代以来,被誉为可进行活体生化显像的 PET 开始装备。据 2010 年全国核医学现状调查,核医学诊断方面我国大陆地区共有 SPECT 仪(含 SPECT/CT 及符合线路 SPECT)555 台,γ 照相机 18 台,PET/CT 仪 133 台,医用回旋加速器 72 台。在核素治疗方面,全国开展核素治疗的科室有 527 个,其中开展甲亢治疗 508 个,皮肤病治疗 266 个,甲状腺癌治疗 281 个。经过多年的不断发展,我国的临床核医学诊断和治疗(包括放射性药物研制等)的工作质量和水平均有了较大提高。

二、放射性核素进入人体的途径

由于临床核医学应用中使用了各类不同形态的放射性核素,常用的放射性核素主要为 ^{99m}Tc、^{18}F、^{131}I。主要为液态通过注射或口服的形式进入受检者或患者体内。开展放射防护既要考虑辐射源对人体的外照射,更要重视进入人体内的放射性核素作为辐射源对人体的内照射。放射性核素进入人体内部的途径主要包括了吸入、食入、通过皮肤渗入、通过伤口侵入等。

（一）吸入

主要是指放射性气体、液体和固体颗粒物通过污染空气经呼吸道吸入体内。被吸入体内的含有放射性的液体或固体在空气中均以气溶胶形式存在。此处指的就是悬浮在空气中的固体或液体微粒。

（二）食入

主要是指工作人员或公众食入放射性物质(入口的器具或入口的食品被放射性物质污染),一般只发生在一个短时间内。但当环境介质受到放射性物质污染时,则有导致较长时间食入放射性物质的可能。

（三）通过皮肤渗入

完好的皮肤提供了一个有效防止大部分放射性物质进入体内的天然屏障。但也有两个具有实际意义的例外,这就是蒸汽态或液态的氧化氚和碘蒸汽、碘溶液或碘化合物溶液,它们能通过完好皮肤渗入而被吸收。

（四）通过伤口侵入

当皮肤破裂、划伤、刺伤或擦伤时,放射性物质可能透入皮下组织,然后被吸收入体内。

三、内照射特点

核医学工作使用的放射性物质，是指没有包壳、有可能向周围环境扩散的非密封放射源。与外照射相比，内照射有如下特点（表5-1）：

表 5-1　内外照射的差别

照射方式	辐射源类型	危害方式	常见粒子	照射特点
内照射	多见于开放源	电离、化学毒性	α、β	持续
外照射	多见于密封源	电离	高能 β、γ、X、n	间断

（一）持续性照射

放射性核素进入人体后，机体本身无法消除其放射性而摆脱射线的照射，其受照剂量只能靠放射性核素的自行衰变及人体的新陈代谢将其不断排出而逐渐降低。因此在计算内照射的剂量时，对成人要计算50年、儿童计算70年的累积剂量。物理半衰期短、代谢排泄快的放射性核素，持续照射时间相对较短，反之持续照射时间可达数十年。因此对核医学内照射的防护重点是防止放射性核素进入体内。

（二）选择性照射

放射性核素以不同的化学形式进入体内，并非均匀地分布于全身各组织器官，而是对不同组织或器官有各自不同的亲和力，这与机体代谢有关。例如，放射性碘主要沉积在甲状腺，使甲状腺收到持续性照射，可引起甲状腺癌。研究表明，^{131}I内照射比X、γ线外照射引起的甲状腺癌的效应要小，可能只为其1/3到1/5。亲骨性核素（^{90}Sr、^{226}Ra、^{239}Pu等）主要积存在骨骼中，它放出的β粒子或α粒子的持续性照射可诱发骨肉瘤。^{222}Rn及其子体被吸入后主要滞留在肺的支气管和肺泡，易诱发肺癌。稀土类放射性核素（二氧化钍胶体溶液）90%沉积在肝脏，可导致肝癌。^{32}P常集中在骨骼，可诱发白血病。^{35}S以硫酸盐的形式注入体内，会引起严重的骨骼损伤，增加诱发白血病的危险。

四、内照射防护的基本原则

（一）优选核素和活度

对于临床核医学工作场所，实现辐射防护的最优化，要选择毒性低的放射性核素，并将使用量（放射性活度）控制在需要的最小量。这样即可将核素引起的内照射降至可合理达到的最低程度。

例如,应用放射性碘诊断甲状腺疾病,可以认为^{131}I、^{125}I、^{123}I具有相同的作用,但三者使甲状腺接受的剂量却相差很大。由于^{123}I半衰期短(13 h),γ线能量单一且低(0.159 MeV),属于低毒放射性核素,不仅使设备探测器图像清晰,诊断阳性率高于另外两种核素,而且它给甲状腺的剂量仅相当于^{131}I的1%左右。因此从防护的角度,现在提倡诊断甲状腺疾病使用^{123}I取代^{131}I、^{125}I。

（二）内外照射防护兼顾

有些核医学场所使用的放射性核素是混合辐射体,既放出高 LET 的 α 或 β 粒子,又放出低 LET 的 γ 粒子,因此既要防止内照射也要防止外照射。例如,医学中使用^{131}I治疗甲状腺疾病时,在利用时间、距离、屏蔽防护外照射的同时,还要利用通风柜等设施进行操作。

（三）防护设施与个人防护兼顾

由于核医学使用的非密封源的操作、贮存、运输及废物处理等环节都需要采取不同的防护措施,因此包括了工作场所选址、分区分级建造、防护设施和三废处理设施等措施,同时操作时工作人员必须穿戴防护用品(防护帽、眼镜、口罩、防护服、手套)以及采取严格的操作规程防止个人污染。

五、内照射防护的一般措施

（一）包容

指在核医学操作中,将放射性物质密封起来,如采用密封源、手套箱等,均属于这一类措施。在操作强放射性物质时,应在密封的热室用机械手操作。对于工作人员,可用工作服、鞋、帽、口罩、围裙、气衣等方法,将操作人员围封起来,以防止放射性物质进入体内。

（二）隔离

根据放射性核素的化学毒性大小、操作量多少和操作方式等,将工作场所进行分级、分区管理。

（三）净化

采取吸附、过滤、除尘、凝聚沉淀、离子交换、蒸发、贮存衰变、去污等方法,尽量降低空气、水中的放射性物质浓度,降低物体表面的放射性污染水平。空气净化是根据空气被污染的性质不同,分别选择吸附、过滤、除尘等方法降低空气中的放射性气体、气溶胶和放射性粉尘的浓度。放射性废水排放前应根据污水性质和放射性核素浓度,选择凝聚沉淀、离子交换、蒸发、贮存衰变等方法进行去污处理。

（四）稀释

就是在合理控制下利用干净的空气或水使空气或水中的放射性浓度降低到控制水平以下。在污染控制中,包容、隔离、净化是主要的,稀释是次要的。

第二节　核医学诊断和治疗场所的防护措施

一、选址与场所设置

非密封源使用场所的选址应考虑水文、地质、周围人口密度等因素,要注意大气、水源和居民不受放射性物质污染。选址时的注意事项包括:

（1）尽量选择人口密度较小的地区,按当地最小频率的风向布置在居住区的上风侧。

（2）尽量选择地势较高的地区,有利于放射性少量气体及气溶胶经烟囱排放至高空稀释,有利于利用自然坡度排水。

（3）距开放性水源地,如江河湖水库应相隔一定距离,避免扩大放射性物质对周围环境的污染。

（4）若设置在地震区,应有可靠的安全措施。

（5）选址过程中应考虑废水处理设施、废物临时贮存及废气排放烟囱的位置。

（6）利用绿化进行防护,不仅美化环境、净化空气,还能阻挡风沙。

（7）应根据具体条件开展远期规划。

选址的同时应考虑防护监测区设置。对于开放性工作场所,按其可能造成的污染范围,在污染源周围划出一定范围的防护监测区,作为定期监测放射性物质对周围环境可能污染的范围与程度。在监测过程中,当发现污染超标时,应根据实际污染范围采取有效的防护措施。一般来说,Ⅰ类、Ⅱ类、Ⅲ类放射工作单位防护监测区范围分别为 >150 m、30 m～150 m、<30 m。

二、场所分级分区

（一）场所分级

非密封源进入人体,其化学毒性是不同的,根据各种放射性核素的毒性大小,在国标 GB 18871—2002《电离辐射防护与辐射源安全基本标准》中,将放射性核素的毒性分为了四组,分别是极毒组、高毒组、中毒组和低毒组。常见的放射性核素毒性分组和毒性修正因子见表5-2。

表 5-2　常见放射性核素的毒性分组和毒性修正因子

组别	毒性修正因子	放射性核素
极毒组	10	^{210}Po、^{226}Ra、^{228}Th、^{239}Pu、^{241}Am、^{252}Cf
高毒组	1	^{60}Co、^{90}Sr、^{144}Ce
中毒组	0.1	^{14}C、^{32}P、^{90}Y、^{99}Mo、^{125}I、^{131}I、^{137}Cs、^{192}Ir
低毒组	0.01	^{3}H、^{40}K、^{99}Tc、^{99m}Tc、^{123}I、^{133}Xe、^{201}Ti

为了便于对非密封源放射工作场所的防护设施按操作量大小提出相应要求,将工作场所按放射性核素操作量的大小分为三级,见表 5-3。

表 5-3　非密封源放射性工作场所分级

级别	日等效最大操作量(MBq)
Ⅰ级	> 50 000
Ⅱ级	50 ~ 50 000
Ⅲ级	< 50

放射性核素的日等效最大操作量,等于放射性核素的实际日操作量(Bq)与该核素毒性修正因子的乘积除以与操作方式有关的修正因子,即:

日等效最大操作量 = 日最大操作活度(Bq) × 毒性修正因子/操作修正因子

操作有关的修正因子见表 5-4。

表 5-4　操作方式与放射源状态修正因子

操作方式	表面污染水平较低的固体	液体、溶液、悬浊液	表面有污染的固体	气体、蒸汽、粉末、压力很高的液体固体
源的存贮	1 000	100	10	1
很简单的操作	100	10	1	0.1
简单操作	10	1	0.1	0.01
特别危险的操作	1	0.1	0.01	0.001

(二)场所分区

分区原则是将放射工作区与非放射工作区严格区分开,在两区之间设置卫生通过间,工作人员进出放射工作区时须经过卫生通过间进行更衣、换鞋、洗消、监测。在放射工作区内,应根据操作放射性水平的高低,按顺序排列,高活性区一般设在楼层平面的末端,而且是当地主导风向的下风侧。废水排放的流向以及室内人工通风系统的气流方向,应由低放射性区流向高放射性区。

放射性工作区一般采用整体分区方法,即根据操作放射性活度的多少及污染危险程度的大小分为三区,即高放射性区(高活性区)、中放射性区和低放射性区。如果高活性实验室在楼层的底层,有利于安装沉重的设备及放射性废水由低活性实验室流向高活性实验室,但高活性实验室的废气排放需要有单独的排气管道,不能与中、低活性实验室共用一个排气管道。

三、防护设施

由于在不同级别的放射工作场所,所操作的放射性核素数量、受污染的可能性不同,因此对防护的要求也不一样,表5-5 给出了不同放射工作场所防护设施的配备要求。

表 5-5 不同级别临床核医学放射工作场所的防护设施要求

序号	项目	防护设施要求		
		Ⅰ级	Ⅱ级	Ⅲ级
1	卫生通过间	设置	设置	可不设置
2	运送和工作人员通道	分开设置	分开设置	不必分开设置
3	通风、废气处理	机械通风、排风口设置高效过滤器过滤	机械通风、排风口设置过滤装置	机械或良好的自然通风,可不设置过滤装置
4	废水处理	有专门处理设备(如专用下水道、贮存衰变池)	有专门处理设备(如专用下水道、贮存衰变池)	设专用收集衰变容器
5	废物处理	有专门收集、存放设施和包装固体废物场所	设有专用废物收集贮存容器	设专用废物收集贮存容器
6	建筑物材料	具有良好的耐辐射、防护性能,具有屏蔽功能	具有良好的耐辐射、防护性能,具有屏蔽功能	可不要求屏蔽
7	墙面、地面、台面	使用不易被污染、耐化学腐蚀、容易去污的材料	地面、墙面、台面用易去污材料覆盖	操作面局部用易去污材料覆盖
8	淋浴冲洗装置	对产生粉尘、气溶胶场所设置冲洗、淋浴设备	对产生粉尘、气溶胶场所设置冲洗、淋浴设备	应设冲洗装置

续表

序号	项目	防护设施要求		
		Ⅰ级	Ⅱ级	Ⅲ级
9	外照射监测仪表	工作人员逗留、通过的地方应安装剂量监测报警仪	工作人员逗留、通过的地方应安装剂量监测报警仪	不需要安装
10	表面污染监测仪器	在卫生通过间安装表面污染监测仪表	在卫生通过间安装表面污染监测仪表	有条件可以配备

四、防护用品

由于核医学工作者接触的放射性药物属于非密封源,因此在开瓶、淋洗药物、配药、分装药物等活性操作时,需要做好个人防护,配备防护用品。应配置的防护用具包括个人防护用品、防护屏、给药防护车、注射器防护屏蔽、铅罐、放射性废物贮存箱、通风橱等。

(一)个人防护用品

用于个人防护并由放射工作人员自身决定穿戴的一切用品统称为个人防护用品。应用个人防护用品的目的是防止放射性物质通过皮肤、呼吸道和消化道进入工作人员体内;对 γ 射线和 β 射线,采用铅防护用品对外照射有一定作用。个人防护用品的基本要求包括表面光滑,不易被污染,易于去污;结构简单,使用方便,穿着舒适;耐磨、耐腐蚀,化学稳定性高;来源广泛。种类包括:

(1)防护服　样式宜做成后开口大衣式样,前身不留口袋、接缝、纽扣、腰带等,袖口带有松紧带。

(2)工作帽　选用与工作服相同布料,圆顶,帽墙宽度以到耳郭根部为准。

(3)手套　可选用外科手术用乳胶手套,与皮肤接触应保持清洁,脱戴时注意防止反面受到污染。手套为一次性,用后即换。

(4)口罩　为防止放射性气溶胶经呼吸道进入体内,需佩戴过滤口罩。一般在操作低、中毒的液态放射性物质时可佩戴多层纱布口罩;对产生放射性气溶胶的操作需佩戴由超细合成纤维滤膜制成的专用口罩;接触放射性气体的操作应选用活性炭过滤面具或隔绝式防护面具。

(二)防护屏

由底面、侧面和上面三部分组成,通常根据医院分装淋洗 1.85×10^{10} Bq

的 Mo-Tc 发生器和 1.85×10^8 Bq 的 ^{131}I 使用量设计为底面及侧面 12 mmPb，铅玻璃为 6 mmPb 当量。防护屏一般放在通风橱内的操作台面上使用，也可放在一般台面上使用。使用时，受检者手部放在铅玻璃下面，工作人员站于防护屏正面，通过铅玻璃完成注射工作。

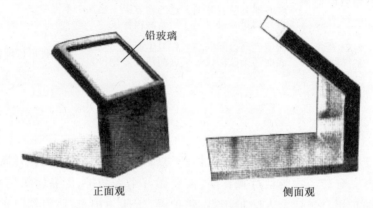

正面观　　　　　　　　　　侧面观

图 5-1　防护屏示意图

（三）给药防护车

用于给受检者静脉注射或分发口服放射性药物时对工作人员的防护。其结构主体形式与防护屏类似，但其下部有一不锈钢支架，支架底部有 4 个可锁定的万向轮，既可以在给药室固定地点使用，也可在扫描室进行床边注射。防护屏的底面、侧面及上面铅玻璃一般设计为 6 mmPb 当量。

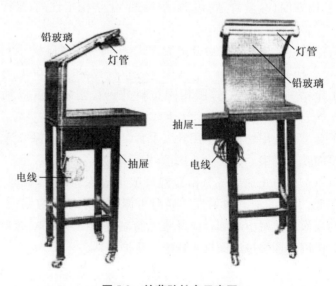

图 5-2　给药防护车示意图

（四）注射器防护屏蔽

包括了注射器防护套、防护箱和防护盒。主要用途是转送和暂时存放已经吸入放射性药物的注射器，确保一定屏蔽防护。通常防护套的铅当量为 4 mmPb ~ 5 mmPb，防护箱和防护盒铅厚度可增至 8 mmPb ~ 10 mmPb，因此特别适用于高活性^{99m}Tc 和 ^{131}I 的注射器屏蔽防护。

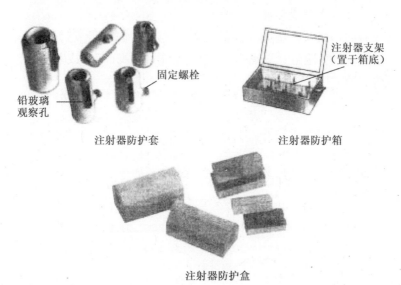

图 5-3　注射器防护套示意图

（五）放射性废物贮存箱

放射性废物箱主要用于临时存贮的放射性废物。医用的短半衰期废物待其自然衰变 10 个半衰期后，其活度浓度足够小即可按一般废物处理。废物箱一般有 4 mm ~ 5 mm 铅当量即可达到防护要求，使其表面剂量率低于 2 mGy/h。

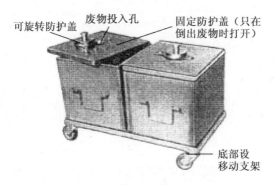

图 5-4　废物贮存箱示意图

（六）通风橱

通常根据放射性核素^{99m}Tc、^{131}I和^{18}F的特性，采取内外照射防护兼顾的措施，达到防护最优化。常用有顶抽式、狭缝式和自然通风式三种类型。根据GBZ120—2006《临床核医学放射卫生防护标准》，通风橱工作时应有足够风速，一般风速不小于1 m/s，排气口应高于本建筑的屋脊，并酌情设有活性炭过滤或其他专用过滤装置。

通风橱的台面及四壁对γ线的屏蔽防护应根据所用放射性核素的射线类型、能量和活度，通过计算确定，如果操作能量较高的^{131}I或^{18}F，可在通风橱内放置附加防护屏。

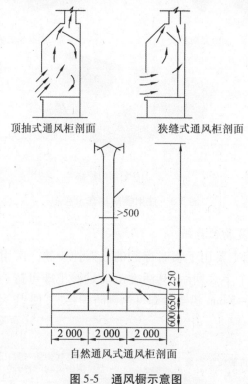

顶抽式通风柜剖面　　　　　狭缝式通风柜剖面

自然通风式通风柜剖面

图5-5　通风橱示意图

第三节　核医学诊断和治疗的质量控制与质量保证措施

临床核医学质量控制是医疗照射防护最优化的重要环节。涉及核医学诊断和治疗的各个环节，以确保患者和受检者所接受的照射符合GB 18871—

2002《电离辐射防护与辐射源安全基本标准》和 GB 16361—2010《临床核医学中患者的放射卫生防护标准》的要求。

一、质量控制方案和程序

核医学单位应制定质量保障大纲,包括:① 对新的和维修后的显像器件和辐射装置使用前应测量相关物理参数,并且需要定期检测;② 检验患者诊断或治疗中使用的相关物理因素和临床因素;③ 用程序规范化书面记录和操作;④ 确认使用的放射性药物及其使用程序与职业医师开具的处方相一致的验证程序;⑤ 剂量测定和监测仪器的校准及工作条件的验证程序;⑥ 对已制定的质量保证大纲进行定期和独立的听证和审查的程序。

医院还需要制订质控方案,特别注意药物的准备和贮存、仪器设备性能、废物管理等。质量控制程序应报告处方程序、药物使用程序、临床工作程序、技术培训及经验收集程序、数据分析和处理程序、结果报告程序。

二、放射性药物及质量控制

放射性药物要确保安全和有效使用,既要符合药品标准要求,也要符合放射性药物要求。医院需开展放射性药物质量控制,对工作环境中的微生物、药物颗粒和放射性污染进行定期检测,对药物纯度进行验收;按计划对相关设备开展保养和校准。涉及放射性药物的质量控制应编制书面作业指导书并严格遵守,按质量体系记录和保存。医院应建立放射性药物档案,对原材料、验收监测、日常检测、药物存贮、生产过程和废物处置进行记录,并记录空气中气溶胶监测、辐射监测、工作站性能、仪器校准和工作人员剂量等信息。放射性药物使用前需使用活度计进行活度监测,并记录测量时间和结果。

三、设备质量控制

设备质量控制涉及设备质控监测、安装管理。质控监测包括了设备验收检测、状态检测和稳定性检测,检测参数参见 GB16361—2010《临床核医学中患者的放射卫生防护标准》,检测结果应有完整记录并按规定保存。设备安装和大修后,应进行验收检测,以验证设备是否符合国家相关技术规范或制造商认证的技术规格。使用中的核医学设备应定期开展状态和稳定性检测。验收检测和状态检测由具有资质的技术服务机构进行。核医学大型设备项目应注意选址和安装,考虑电力需求、本底辐射、屏蔽要求以及温湿度的环境限制等条件。

第四节 操作非密封源的防护措施

一、操作条件

核医学诊断和治疗使用非密封源,非密封源的操作应根据所操作的放射性物质的量和特性,选择符合安全与防护要求的条件,尽可能在通风橱、工作箱、手套箱内进行。操作过程中使用的设备、仪器、器械、传输管道应符合安全与防护要求。吸取液体的操作应使用合适的负压吸液器械,防止放射性液体溅出、溢出,造成污染。储存放射性溶液的容器应由不易破裂的材料制成。

有可能造成污染的操作步骤,应在铺有塑料或不锈钢等易去除污染的工作台面上或搪瓷盘内进行。操作中使用的容器,必要时应在其外面加一个能足以容纳全部放射性溶液的不易破裂的套筒。对于伴有强外照射的操作,如^{18}F的操作,应改进操作流程,尽可能缩短操作时间,利用合适的屏蔽措施。进行开启密闭工作箱门放入或取出物品等操作时,应采取安全与防护措施,如佩戴个人剂量报警仪或携带污染检测仪,在防护人员监督下进行。对核医学回旋加速器等大型设备进行检修时,应事先拟出计划,明确主要工作内容和采取的防护措施,经现场防护人员审查同意并落实辐射防护措施后方可进行。

二、个人防护

核医学场所的工作人员应熟练掌握安全与防护技能,定期参加辐射防护知识培训,并取得相应资质。医院应根据需要配备适用、足够和符合防辐射标准的个人防护用具(器械、衣具),并掌握其性能和使用方法。个人防护用具应有备份并妥善保管,同时对其防护性能需要定期检测,发现破损及时更换。由于核医学场所伴有外照射,所以应做好个人外照射防护工作,包括β外照射防护。工作人员操作时不允许用裸露的手直接接触放射性物质或进行污染物件的操作,应使用乳胶手套或其他防护手套,确保放射性物质不会渗透进皮肤。核医学科应根据所操作非密封源的特点配备适当的医学防护用品和急救药箱,供处理事故时使用,严重污染事故的医学处理应在医学防护人员指导下进行。

三、辐射防护监测

(一)一般要求

医院应具有相应的辐射防护监测能力,配备合格的防护人员和设备,制订辐射监测计划。定期开展监测,记录和保存辐射监测数据,建立档案。记录监测结果的同时应记录测量条件、测量方法和测量仪器、测量时间和测量人姓名等。定期对辐射监测结果进行评价,提出改进辐射防护工作的建议,并将监测评价结果向审管部门报告,发现异常还要及时报告。对于非常规性特殊操作,应开展与任务(操作)相关的监测。

（二）个人监测

操作非密封源的核医学工作人员除了参加必要的外照射个人监测外,应注意选取合适的方法做好内照射个人监测,个人监测需要遵循 GB18871—2002《电离辐射防护与辐射源安全基本标准》的要求。按照监测计划,个人监测中应包括皮肤污染监测、手部剂量检测。对于参加大修或特殊操作而可能造成体内污染的工作人员,操作前后均应接受内照射监测。

（三）工作场所监测

根据非密封源的特点和操作方式,应做好核医学工作场所的监测,包括剂量率水平、空气中放射性核素浓度和表面污染等内容。场所监测的内容和频度应根据场所内辐射水平及其变化和潜在照射的可能性进行确定。可根据 GB11930—2010《操作非密封源的辐射防护规定》附录 A 要求规范场所常规检测内容和周期。

（四）流出物监测

放射性流出物的排放应符合 GB18871—2002 的要求,经过审管部门批准后,对核素成分、浓度、总活度进行监测,实施受控排放。临床核医学场所一般为Ⅱ、Ⅲ级工作场所,一般可以用定期取样测量的方法对气态流出物进行监测。

（五）环境监测

医院应根据流出物中放射性核素的种类、性质和数量,排放形式及环境条件确定环境监测项目、范围和周期。应确保能及时发现环境中放射性水平的变化趋势和异常情况。当估计医院一次排放的放射性核素活度较高时,应立即进行环境监测,监测应持续到结果调查清楚时为止。

第五节　核医学诊断和治疗的患者防护

一、医疗照射正当性判断

类似于职业照射正当性判断,患者和受检者接受医疗照射之前需要进行正当性判断,以确保临床需要得到的诊疗预期利益将超过潜在风险。正当性判断涉及所有新型诊疗技术和方法。对于已经判断为正当技术和方法,当取得新的证据时也需要重新判断。

临床核医学医师在使用核医学诊疗技术时应严格控制适应证范围,使用放射性药物诊断时,应参考医疗照射指导水平,采用能达到预期诊断所需要的最低核素使用量。并需要查阅以往患者检查资料,避免不必要的重复检查。

需特别注意对于哺乳和怀孕妇女的核医学检查,怀孕妇女还要对其胎儿所受剂量进行评估。除非是挽救生命,孕妇不应接受核素治疗,特别是含^{131}I和^{32}P的放射性药物。核素治疗通常应在结束怀孕和哺乳期结束后进行。为挽救生命进行的核素治疗,如果胎儿剂量不超过 100 mGy,可以不终止怀孕。可以对患者是否怀孕进行询问、检查和评估,将有关咨询说明贴在临床核医学工作场所,特别是入口处和候诊区。

仅仅当有明显临床特征时才能对儿童实施核素显像检查,并根据患儿体质量、身体表面积或其他适用准则尽可能选择半衰期短的放射性核素,减少药物使用量。

二、医疗照射防护最优化

执业医师开具放射性药物处方时,应做到:① 在能实现预期诊断目标的情况下,使患者接受的剂量尽可能低;② 充分运用已有信息,避免重复照射;③ 应有验证程序确保药物使用和药物处方相一致;④ 核素诊断检查时,应参考指导水平。

核医学工作人员在能达到可接受图像质量的情况下,应使患者接受的剂量尽可能低。为此需要采取以下措施:① 根据不同患者特点选用可供使用的适当的放射性药物及其活度,特别是对儿童与器官功能损害的患者;② 对非检查器官使用阻断放射性药物吸收的方法,并加速排出;③ 注意采用适当的图像获取和处理技术;④ 工作人员还有接受核医学诊疗质量控制要求和防护知识技术培训。

三、医疗照射指导水平

工作人员应根据要求使用医疗照射指导水平,以保证使用放射性药物活度的合理性。GB 18871—2002 和 GB 16361—2010 给出了典型成人核医学诊断过程中放射性活度指导水平(见表5-6)。

表 5-6 典型成人核医学诊断过程中放射性活度指导水平

检查项目	放射性核素	化学形态	每次检查常用的最大活度（MBq）
骨			
骨显像	^{99m}Tc	MDP（亚甲基二膦酸盐）和磷酸盐化合物	600
骨断层显像	^{99m}Tc	MDP 和磷酸盐化合物	800
骨髓显像	^{99m}Tc	SC（标记的硫化胶体）	400
脑			
脑显像（静态的）	^{99m}Tc	TcO_4^-	500
	^{99m}Tc	DTPA（二乙三胺五乙酸），葡萄糖酸盐和葡庚糖酸盐	500
脑断层显像	^{99m}Tc	ECD（双半胱氨酸乙酯）	800
	^{99m}Tc	DTPA，葡萄糖酸盐和葡庚糖酸盐	800
	^{99m}Tc	HM-PAO（六甲基丙二胺肟）	500
脑血流	^{99m}Tc	HM-PAO，ECD	500
脑池造影	111In	DTPA	40
泪腺　泪引流	^{99m}Tc	TcO_4^-	4
甲状腺			
甲状腺显像	131I	碘化钠	20
	^{99m}Tc	TcO_4^-	200
甲状腺癌转移灶（癌切除后）	131I	碘化钠	400
甲状旁腺显像	201Tl	氯化亚铊	80
	^{99m}Tc	MIBI（甲氧基异丁基异腈）	740
肺			
肺通气显像	^{99m}Tc	DTPA 气溶胶	80
肺灌注显像	^{99m}Tc	HAM（人血清白蛋白）	100
	^{99m}Tc	MAA（大颗粒聚集白蛋白）	185
肺断层显像	^{99m}Tc	MAA	200
肝和脾			
肝和脾显像	^{99m}Tc	SC	150
胆道系统功能显像	^{99m}Tc	EHIDA（二乙基乙酰苯胺亚氨二醋酸）	185

续表

检查项目	放射性核素	化学形态	每次检查常用的最大活度（MBq）
脾显像	99mTc	标记的变性红细胞	100
肝断层显像	99mTc	SC	200
心血管			
首次通过血流检查	99mTc	TcO_4^-	800
	99mTc	DTPA	560
心和血管显像	99mTc	HAM	800
心血池显像	99mTc	标记的正常红细胞	800
心肌显像	99mTc	PYP（焦磷酸盐）	600
心肌断层显像	99mTc	MIBI	600
	201Tl	氯化亚铊	100
	99mTc	磷酸盐和磷酸盐化合物	800
胃，胃肠道			
胃/唾液腺显像	99mTc	TcO_4^-	40
美尼耳憩室显像	99mTc	TcO_4^-	400
胃肠道出血	99mTc	SC	400
	99mTc	标记的正常红细胞	400
食管通过和胃-食管			
返流	99mTc	SC	40
胃排空	99mTc	SC	12
肾，泌尿系统			
肾皮质显像	99mTc	DMSA（二巯基丁二酸）	160
	99mTc	葡庚糖酸盐	200
肾血流、功能显像	99mTc	DTPA	300
	99mTc	MAG3（巯乙酰三甘肽）	300
	99mTc	EC（双半胱氨酸）	300
其他			
肿瘤或脓肿显像	67Ga	柠檬酸盐	300
	201Tl	氯化物	100
肿瘤显像	99mTc	DMSA，MIBI	400

续表

检查项目	放射性核素	化学形态	每次检查常用的最大活度（MBq）
神经外胚层肿瘤显像	123I	MIBG（间碘苄基胍）	400
	131I	MIBG	40
淋巴结显像	^{99m}Tc	标记的硫化锑胶体	370
脓肿显像	^{99m}Tc	HM-PAO 标记的白细胞	400
下肢深静脉显像	^{99m}Tc	标记的正常红细胞	每侧 185
	^{99m}Tc	大分子右旋醣酐	每侧 185

使用指导水平的原则：① 当剂量或活度显著低于相应指导水平，又不能提供有用的诊断信息或给患者带来预期的医疗利益时，应采取纠正行动；② 当剂量或活度显著高于指导水平，应考虑指导水平是否达到辐射防护最优化，或医学实践活动是否保持在适当良好水平；③ GB18871－2002 和 GB16361—2010 中的医疗照射指导水平仅适用于一般成年患者，因此实施诊断检查的核医学医师，应对患者的体质、病理条件、身体大小、年龄等具体情况给予仔细考虑，有可能需要偏离通常的使用量；④ 当技术改进后，如果有必要，应该对指导水平的使用作出适当的修正。

四、针对探视者和家庭成员的剂量约束

接受核医学诊断和治疗的患者，诊断和治疗结束后返回病房或家庭。由于体内仍然有一定量的放射性药物，因此不可避免会对探视者和家庭成员产生一定的照射。医院应向此类人员提供有关的防护措施，如限定接触和接近患者的时间等，同时给予相应的书面指导，对其剂量加以约束。使探视者和家庭成员在诊断或治疗期间所接受的剂量不超过 5 mSv。探视已食入放射性药物的患者的婴儿和儿童所接受的剂量不超过 1 mSv。

对于接受放射性药物治疗的患者，应对其家庭成员提供辐射防护的书面指导。对接受放射性药物治疗的患者，仅当其家庭成员中的成人所受剂量不可能超过 5 mSv、家庭成员中的婴儿和儿童以及其他公众所受剂量不可能超过 1 mSv 时，才能允许患者出院。接受^{131}I 治疗的患者，在其体内放射性活度降至 400 MBq 之前不得出院。

肿瘤放射治疗中的放射防护

肿瘤一词在医学专著中的定义为：肿瘤是人体器官组织的细胞，在外来和内在有害因素的长期作用下所产生的一种以细胞过度增殖为主要特点的新生物。这种新生物与受累器官的生理需要无关，不按正常器官的规律生长，丧失正常细胞的功能，破坏了原来器官的结构，有的可以转移到其他部位，危及生命。

肿瘤放射治疗（简称放疗）是利用放射线如放射性同位素产生的 α、β、γ 射线和各类射线装置如 X 射线治疗机或加速器产生的 X 射线、电子线、中子束、质子束及其他粒子束等治疗恶性肿瘤的一种方法。

肿瘤放射治疗就是利用放射线治疗癌症的技术。放射线的应用已经历了 100 多年的发展历史，直到目前约 70% 的癌症患者在治疗癌症的过程中需要用放射治疗，约有 40% 的癌症可以用放射治疗根治，放射治疗在肿瘤治疗中的作用和地位日益突出。

一、放射治疗的放射源

放射治疗使用的放射源主要有 X 射线治疗机、医用加速器和放射性核素。

（一）X 射线治疗机

X 射线治疗机是最早用于肿瘤放射治疗的设备，由于它所产生的 X 射线能量较小，最大剂量点在肿瘤患者的皮肤表面，主要用于表浅病灶的治疗。缺点是能量低，穿透力弱，皮肤受照量大，现已较少使用。

（二）医用加速器

有电子感应加速器和电子直线加速器,医用加速器中用得最多、技术发展最快的是电子直线加速器(图6-1),它由加速管、微波源、微波传输系统、电子枪、束流系统、真空系统、恒温冷却系统、控制系统等组成。

电子感应加速器和电子直线加速器虽然都是常用的加速器,均能产生高能X射线和电子束,但由于前者高能X射线的输出量和照射野都小,故后者是当今临床使用的主要加速器类型。

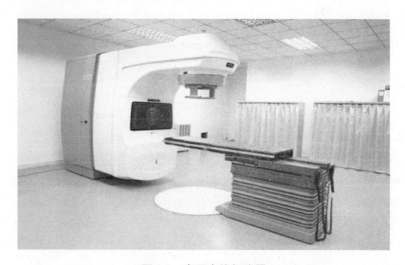

图6-1　电子直线加速器

（三）放射性核素

放射治疗装置使用的核素有钴^{60}Co、^{192}Ir、^{252}Cf等,敷贴治疗使用^{90}Sr－^{90}Y源,永久性籽粒插植治疗使用^{125}I。^{226}Ra因其半衰期长,现已被人工放射性核素^{60}Co和^{192}Ir所替代。放射性核素可放射α、β、γ三种射线,临床上β射线仅用于治疗浅表肿瘤,γ射线为放射治疗的主要放射源。使用^{60}Co源的放射治疗机,因其γ射线穿透力强,深部剂量高,皮肤受量少,适用于深部肿瘤的治疗。

1. ^{60}Co治疗机

^{60}Co是在反应堆中经过热中子照射而生成的放射性同位素,在衰变过程中放出β射线、γ射线。β射线能被钴源外壳吸收,可将^{60}Co源看成是单纯的γ射线源。^{60}Co的半衰期为5.27年,平均能量1.25 MeV。^{60}Co外照射治疗机的投入使用,使肿瘤放射治疗的5年生存率提高了1倍。由于^{60}Co治疗机价格便宜,维修方便,现仍在国内外很多医院广泛使用(图6-2)。

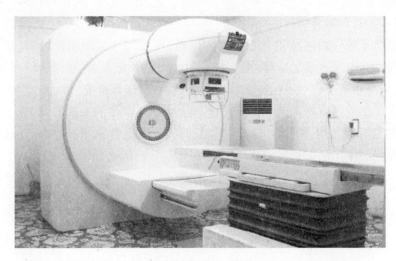

图 6-2 ^{60}Co 治疗机

2. 伽马刀（γ刀）

伽马刀（图 6-3）有静态式伽马刀和旋转式伽马刀,静态式伽马刀是将多个 ^{60}Co 源安装在一个球形头盔内,使之聚焦于颅内的某一点;旋转式伽马刀是在静态式的基础上改进而来,具备许多优点。因为工作原理的差异,伽马刀可分为头部伽马刀和体部伽马刀。

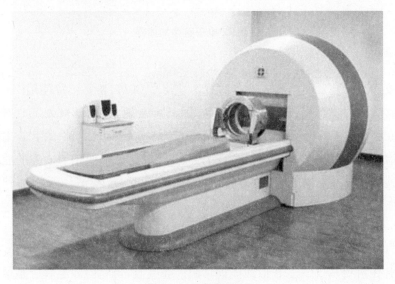

图 6-3 头部伽马刀

陀螺旋转式 ^{60}Co 立体定向放射治疗系统俗称"陀螺刀"（图 6-4）,将 ^{60}Co 源安装在两个垂直方向同步旋转的陀螺结构上,陀螺自转,保持射线在旋转轨道中的焦点始终处于靶点位置,陀螺可绕人体做任意角度的旋转,故名"陀螺刀"。

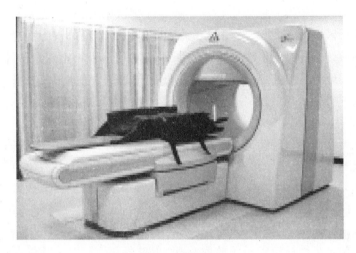

图 6-4　陀螺刀

3. 后装治疗机

20 世纪 80 年代中期,荷兰的核通公司率先研制生产以 ^{192}Ir 为放射源的内照射近距离后装治疗机(图 6-5);目前内照射近距离后装治疗机从结构和工作原理都与核通公司的产品大同小异。^{192}Ir 的半衰期为 74 天,平均能量 0.37 MeV。

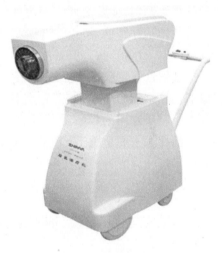

图 6-5　后装治疗机

二、放射治疗的种类

肿瘤放射治疗以两种基本的照射方式进行:① 位于体外一定距离,集中照射人体某一部位,称为体外远距离照射,简称外照射;② 将放射源密封直接放入被治疗的组织内或放入人体的天然腔内,如舌、鼻咽、食管、宫颈等部位进行照射,叫组织间照射和腔内照射,简称近距离照射。

(一)体外远距离照射

体外远距离照射有三种照射方式,固定源皮距照射技术、等中心定角照射技术、旋转照射技术等。固定源皮距照射是将辐射源到皮肤的距离固定,不论机头在何种位置,在标称源皮距下,将治疗机的等中心放在患者皮肤上,而肿瘤或靶区中心放在辐射源和皮肤入射点两点连线的延长线上。等中心定角照射是将治疗装置的等中心置于肿瘤或靶区中心,其特点是只要等中心在肿瘤或靶区中心上,机架转角的准确性以及患者体位的误差都能保证照射野中心轴通过肿瘤或靶区中心。旋转照射技术与等中心定角照射技术相同,也是以肿瘤或靶区中心为旋转中心,用机架的旋转运动照射代替等中心定角照射技术中机架定角照射。

(二)近距离照射

近距离放射治疗的方式主要有:腔内照射、管内照射、组织间插植照射、同位素敷贴照射、术中植管术后照射。腔内和管内照射主要使用^{60}Co 源、^{192}Ir 源或^{252}Cf 源,采用后装技术,广泛用于鼻腔、鼻咽、口腔、气管、食管、胆管、阴道、宫颈、宫体、直肠等部位肿瘤的治疗。组织间治疗主要用于头颈部肿瘤、胸膜肿瘤、肢体软组织肉瘤、皮肤肿瘤等的插植治疗和敷贴治疗,目前,应用比较多的是永久性插植粒子源放射治疗,主要使用^{125}I,以治疗早期前列腺癌效果最佳。^{125}I 粒子衰变过程中发射出低剂量的 r 射线,对肿瘤组织进行不间断的持续照射,能够杀死不同时期裂变的肿瘤细胞和肿瘤周围乏氧细胞,可以有效地治疗肿瘤,防止肿瘤复发和转移。

(三)放射性核素敷贴治疗

放射性核素敷贴治疗是另一种近距离治疗方式,它是使用发射 β 射线的放射性核素,如^{32}P、^{90}Sr 或^{90}Y,将其均匀地吸附于滤纸或银箔上,按病变形状和大小制成专用的敷贴器,把敷贴器紧贴于病变的表面,对表浅病变进行外照射治疗。主要适用于单纯性皮肤血管瘤、海绵状皮肤血管瘤、瘢痕疙瘩、顽固性湿疹和局限性神经性皮炎等疾病的治疗,大多能取得满意疗效。

第一节 肿瘤放射治疗防护的特殊性

放射治疗是利用放射性核素源或射线装置发出的放射线治疗恶性肿瘤的医学技术。我国卫生部门把放射诊疗工作按照诊疗风险和技术难易程度分为四类管理:放射治疗、核医学、介入放射学、X 射线影像诊断。目前放射治疗包括:X 射线治疗,^{60}Co 远距离治疗(含 γ 射线立体定向外科治疗,俗称γ 刀,陀螺刀),加速器远距离治疗(含 X 射线立体定向外科治疗,俗称 X 刀),塞博刀治疗,^{192}Irγ 射线近距离治疗,^{60}Coγ 射线近距离治疗,^{252}Cf 中子治疗,永久性籽粒插植治疗和^{90}Sr－^{90}Y 源敷贴治疗等。放射治疗具有以下特点：

（1）如同放射诊断一样，在利用放射线对肿瘤区域进行照射治疗的同时，人体其他组织和器官（特别是对放射线敏感的组织和器官）也受到一定程度的放射线照射，产生对人体健康的某种负面影响。所以，开展放射治疗首先要掌握放射治疗的适应证，给予肿瘤区域恰当的治疗剂量，最大限度地减少对周围正常组织的损害，良性疾病一般不应采用放射治疗。

（2）放射治疗依据病变组织的大小、形态等制订了专门的治疗计划，低剂量照射不能杀灭肿瘤细胞，所以患者接受的剂量常为正常组织耐受剂量的上限。意外超剂量照射常导致放射损伤，有时会产生相当严重的后果；而剂量不足时肿瘤控制不佳，贻误治疗时机。

（3）放射治疗的并发症较突出，防护要求高，应追求高精度、高疗效和低副作用的治疗方案，防范放射事件以及事故性医疗照射的发生。

（4）随着科学技术的进步，各种高科技、高性能和复杂的放射治疗装置得到广泛应用，要求医技人员不仅要有足够的训练和高安全文化素养，还要有严格、健全的操作管理和质量保证措施，同时必须配备医学物理人员，组成合理的知识结构团队。

一、放射治疗的辐射危害因素

根据放射治疗设备的特点，分为运用放射性同位素的放射治疗设备、医用加速器等射线装置和核素治疗三个方面。

（一）运用放射性同位素的放射治疗设备产生的辐射

1. 正常运行状态下的辐射危害

运用放射性同位素的放射治疗设备主要使用^{60}Co、^{192}Ir、^{252}Cf等放射源，其辐射源项为：

① 放射源产生的初始 β、γ 射线，中子束，这些射线可直接透射到治疗室屏蔽墙的辐射。

② 散射辐射：γ 射线、中子束通过照射物体或墙体的反射而产生的辐射。

③ 杂散辐射：γ 射线、中子束通过照射放射治疗机柜和设备的结构而引起的辐射。

2. 维修和换源时的辐射危害

设备维修时放射源处于贮源位置，泄露的杂散辐射；增装源和退役源时源运输容器外围的泄露辐射；倒源过程中放射源穿过源罐的透射辐射，可能还带有某种程度的放射性污染。

3. 事故情况下的辐射危害

放射源和放射治疗设备可能出现的事故情况包括：机器故障，发生卡源现象，使放射源不能从照射位置回到贮存位置；治疗机机房门机联锁失效，致人员误留在机房内，发生意外照射；由于放射治疗设备的性能指标偏差，致患者正常组织受照或受照剂量偏离处方剂量；放射源包壳破损，产生放射性核素泄漏，等等。在事故情况下，辐射源项不会发生变化，但是由于放射源的不可控，可能导致人员意外照射。

（二）医用加速器等射线装置产生的辐射

医用加速器产生的辐射可以分为瞬时辐射和剩余辐射两种。瞬时辐射是指被加速的电子束及其与靶材料或加速器结构材料相互作用产生的高能 X 射线和瞬发中子等次级辐射；剩余辐射是指加速器的电子束和次级辐射与周围物质相互作用产生的感生放射性。瞬时辐射在加速器运行时产生，关机后立即消失。剩余辐射在加速器停机后仍然存在，而且随加速器运行时间的增加而累积，随着设备停机后时间的延续而减弱。但是，只有当粒子的能量大于核反应的阈能时，才会产生感生放射性。

（三）核素治疗过程中产生的辐射

永久性籽粒插植治疗使用 ^{125}I 粒子源，主要发射 27.5 keV 的特征 X 线（79.4%）和 35.5 keV 的退激 γ 射线（6.8%），半衰期为 60.1 d；^{90}Sr 是纯 β$^-$ 放射体，其半衰期为 28.8 年，可产生能量为 0.546 MeV 的 β 射线；^{90}Sr 的子体 ^{90}Y 也是 β$^-$ 放射体，半衰期为 64.2 h，可产生能量为 2.29 MeV 的 β 射线；^{90}Sr、^{90}Y 母子体易达到放射性平衡。

二、放射治疗的非辐射危害因素

放射治疗设备还存在着其他非辐射危害，如火灾、爆炸、机械、电气和有毒物质的危害等，这些原因引起的事故要比辐射事故多得多，例如，在 1943—1964 年，美国的各类加速器主要发生过 251 起恶性事故，其中只有 3 起是由辐射引起的。因此，对非电离辐射引起的安全问题也应特别加以注意。

（一）有害气体

空气在电离辐射的作用下，会产生臭氧和氮氧化物，放射治疗装置产生的辐射剂量越大，工作场所中臭氧和氮氧化物的浓度也越大。臭氧是一种对人体健康有害的气体，臭氧的毒性主要是它的氧化作用，对人体黏膜有很强的刺激作用。空气中的一氧化氮是没有刺激性的很强的氧化剂，在空气中很快转变为二氧化氮产生刺激作用。

对有害气体最好的防护是保持治疗室内良好的通风，国家标准对放射治疗室的通风换气都提出了明确的要求,如《电子加速器放射治疗放射防护要求》GBZ126—2011 中规定:治疗室通风换气次数每小时应不少于 4 次;《医用 γ 射束远距治疗防护与安全标准》GBZ161—2004 中规定:通风换气次数一般每小时 3~4 次。

（二）微波

在某些加速器上,特别是电子直线加速器上,某些区域有微波组件,如速调管、射频分离器、射频腔和连接波导等,由于这些设备的漏槽、开缝以及法兰连接处的泄漏等,都可能产生微波的电磁辐射,工作人员有可能受到其危害。

对微波的防护最好采用屏蔽的方法,即将电磁能量限制在所规定的空间里。

（三）易燃易爆物品

加速器上使用的易燃易爆物品有两类,一类是清洗溶剂,用来清洗加速管、真空泵及管道等,如乙醇、丙酮之类,特别是加速器维修时,使用量更大。另一类是实验装置上探测器用气体,经常使用各类易燃易爆气体,如异丁烷、甲烷、乙烷、正戊烷以及液化石油气等,常用它们和其他气体（通常用惰性气体）按一定比例混合使用。

在使用上述物品时,必须严格遵守操作规程,工作现场严禁使用明火;在工作场所要安装火灾报警装置和配备必要的灭火器材;在配气间,则安装可燃气体探测器。

（四）电气安全

放射治疗设备都是需要用电的,特别是加速器本身就是利用高压（或高频）来加速带电粒子的装置,因此,它自身以及附属设备上的电路多半属于高压强流装置,且多种多样的,所以对电气安全应特别注意。

电气安全主要是防止人员触电和防止电气起火。

第二节　肿瘤放射治疗工作场所的防护措施

前一节叙述了放射治疗的电离辐射危害因素,包括高能 X 射线、电子束、中子、感生放射性、β 和 γ 射线等,因此放射治疗工作场所必须考虑辐射安全问题。

一、放射治疗机房的要求

根据《放射治疗机房的辐射屏蔽规范 第 1 部分：一般原则》GBZ/T201.1—2007 等标准的要求，放射治疗机房一般设于单独的建筑或建筑物底层的一端。治疗机房的坐落位置应考虑周围环境与场所的人员驻留条件及其可能的改变，并根据相应条件确定所需要的屏蔽。这句话有三层意思：① 建设选址要考虑辐射防护的要求；② 在选定的位置上，建筑物辐射防护性能能够充分满足周围环境安全的要求；③ 放射治疗机房四周及屋顶等位置的剂量水平必须符合国家标准和审管部门的监督管理要求。

（一）选址和布局

放射治疗设备的选址与周围环境的辐射防护要求有关。如果所处位置靠近非放射工作人员经常活动或居留的区域，或者临近居民居住区，在防护设计上需要特别注意。一般来说，放射治疗建筑物的位置设置要保证周围环境的安全。可以通过两个途径来达到此目的：首先是合理选择治疗室的建筑位置，其次是设计有效的防护屏蔽墙。位置选择是首要的，位置确定了，屏蔽防护墙的设计要求以及据此而进行的建造计划也就确定了。放射治疗建筑物的位置设置，在保障辐射安全条件下，还应考虑方便患者就诊和治疗，方便各科医务人员工作联系，方便医院管理。

放射治疗建筑物包括治疗室、控制室（操作室）、水冷机房、配电机房、模拟定位机房、TPS 治疗计划室、模具室、诊断室、检查室、更衣室、办公室、卫生间等，所有房间的设置，根据医院的规模确定，一般来说，放射治疗机房的布局有以下一些原则：

（1）机房一般设于单独的建筑物或建筑物底层的一端。

（2）X 射线治疗机和单一头部 γ 刀治疗装置机房可不设迷路，除此之外，治疗机房必须设置迷路。

（3）治疗室须与控制室、检查室、候诊室等辅助设施合理布局、相互分开。治疗装置的辅助系统，包括电器、水冷设备等凡是可以与治疗装置分离的，应尽可能设置于治疗室外。

（4）穿过机房墙的管线孔（包括通风、电器、水管等）应避开控制台等人员高驻留区，并采用多折曲路，有效控制管线孔的泄漏辐射。

（5）治疗室与控制室之间应安装监视和对讲设备，还应设紧急停止放射源照射的应急开关。

（6）治疗室应有足够的使用面积，如加速器治疗室不应 $< 45 \text{ m}^2$，γ 射线远距治疗装置使用面积应不 $< 30 \text{ m}^2$。

（二）工作场所分区

根据《电离辐射防护与辐射源安全基本标准》，为了方便辐射防护的管理和职业照射的控制，将放射治疗建筑物周围分成控制区和监督区来进行管理。通常将治疗室和迷道设为控制区，在出束状态下除了正在接受治疗的患者外，严禁其他人员进入；监督区包括控制室、水冷机房、防护门口、准备室、检查室、候诊区等治疗室临近区域。

二、辐射屏蔽

（一）基本要求

治疗室的辐射屏蔽应保证治疗室外人员可能受到的辐射符合 GB18871 第4.3 的防护要求，辐射实践应遵循辐射防护三原则，即实践的正当性，防护与安全的最优化，个人剂量限值。

（二）治疗室屏蔽目标

考虑上述基本要求，放射治疗室屏蔽年剂量目标值要符合 GB18871 的要求，列于表6-1。

表6-1　剂量限值一览表（mSv）

项　目		剂量限值[①]	
		职业人员	公众
年有效剂量		20（5 年内的平均值）[②]	1[③]
年当量剂量	眼晶体	150	15
	皮肤[④]	500	50
	手和足	500	／

① 这个标准所规定的剂量限值适用于在规定期间内外照射引起的剂量和在同一期间内摄入放射性物质所致的待积剂量的和（对儿童的摄入计算至 70 岁）。

② 连续 5 年的任何一年内，一年的有效剂量不应超过 50 mSv。对于孕妇的职业照射有附加限制，如果一旦怀孕，孕期内腹部表面受照的当量剂量限值为 2 mSv，而摄入放射性核素的量应为年摄入限值的 1/20。

③ 特殊情况下，如果 5 个连续年的年平均剂量不超过 1 mSv，则某一单一年份的有效剂量可提高到 5 mSv。

④ 对有效限值的限制足以防止皮肤的随机效应，不管受照射的面积大小，在任何 1 cm² 面积上平均年剂量的限值为 500 mSv。

（三）治疗机房辐射屏蔽的剂量参考控制水平

根据《放射治疗机房的辐射屏蔽规范 第1部分:一般原则》GBZ/T201.1—2007标准的要求,放射治疗机房辐射屏蔽的剂量参考控制水平的一般要求:

1. 治疗机房墙和入口门外的周围剂量当量率参考控制水平

（1）距治疗机房墙和入口门外表面30 cm处和邻近治疗机房的居留因子较大（T > 1/4）的人员驻留区域见式下式。

$$H \leqslant \frac{Hc}{(t \cdot U \cdot T)} \tag{6-1}$$

式中:

H——周围剂量当量率参考控制水平,μSv/h;

Hc——周剂量控制水平（μSv/周）,其值如下:

放射治疗机房外控制区的工作人员:≤100 μSv/周

放射治疗机房外非控制区的人员:≤5 μSv/周

U——治疗装置向关注位置的方向照射的使用因子;

T——人员在放射治疗机房外控制区和放射治疗机房外非控制区驻留的居留因子;

t——治疗装置周最大累计照射的小时数,h/周。t是与治疗装置周工作负荷 W 相关的参数,应由放射治疗单位给定的放射治疗工作量导出。

（2）在距治疗机房墙和入口门外表面30 cm处,当人员居留因子大于1/2时,该考察点的周围剂量当量不超过2.5 μSv/h,当人员居留因子小于1/2时,该考察点的周围剂量当量不超过10 μSv/h。

2. 治疗机房顶屏蔽的辐射剂量率参考控制水平

（1）在治疗机房上方已建、拟建二层建筑物或在治疗机房旁邻近建筑物的高度超过自辐射源点至机房顶内表面边缘所张立体角区域时,距治疗机房顶外表面30 cm处和或在该立体角区域内的高层建筑物中人员驻留处,辐射剂量率参考控制水平见上面"1. 治疗机房墙和入门口外的周围剂量当量率参考控制水平"。

（2）除上述条件外,应考虑天空散射和侧散射辐射对治疗机房外的地面附近和楼层中公众的照射,以及穿出治疗机房顶的辐射对偶然到达顶外人员的照射,使用式6-1,并取 Hc = 5 μSv/周、T = 1/40,将其确定的治疗机房外表面30 cm处的周围剂量当量率作为治疗机房顶屏蔽的辐射剂量率参考控制水平。

但是在各种放射治疗设备的专项标准中,也对各放射治疗装置屏蔽墙外的剂量率控制水平提出了要求。

对于医用加速器,根据《电子加速器放射治疗放射防护要求》GBZ126—2011 的规定,有用线束直接投照的防护墙(包括天棚)按初级辐射屏蔽要求设计,其余墙壁按次级屏蔽要求设计,在加速器迷宫门处,控制室和加速器机房墙外 30 cm 处的周围剂量当量率应≤2.5 μSv/h。

对于医用 γ 射线远距治疗设备,根据《医用 γ 射束远距治疗防护与安全标准》GBZ161—2004 的规定,治疗室的墙壁及顶棚必须有足够的屏蔽厚度,使距墙体外表面 30 cm 的可达界面处,由穿透辐射所产生的平均剂量当量率低于2.5 μSv/h。

对于头部立体定向治疗装置,根据《X、γ 射线头部立体定向外科治疗放射卫生防护标准》GBZ168—2005 的规定,治疗室建筑应有满足防护要求的屏蔽厚度,保证在距治疗室墙体外 30 cm 可达界面处停留的医务人员(不含放射性工作人员)或其他公众成员所受到的平均年有效剂量不超过 1 mSv,该处因透射产生的空气比释动能率一般应≤2.5 μGy/h。

(四)屏蔽材料的选择

在放射治疗工作环境中,有各种不同能量的射线种类,在选择合适的屏蔽材料时,就必须考虑辐射的类型和应用的特点,同时也要考虑经济代价和材料的易获得。目前,医疗机构最常用的防护材料为混凝土,混凝土有许多优点,如价格低廉、容易浇筑、含水量较高、结构可靠等,是建筑上理想的结构材料。用在辐射防护领域,既可以防光子,也可以防中子,是一种极为有用的屏蔽防护材料。

此外,常用的辐射防护材料还有铅、铁、硼、钨等。其中硼是一种最重要的热中子吸收材料,主要优点是热中子吸收截面大、无贯穿 γ 辐射和相对低的价格。为了使中子能量软化和被吸收而又不产生硬 γ 射线,常把含硼化合物加入 10 MeV 至以上加速器的防护门中。

三、治疗装置的泄漏辐射

(一)放射性核素源治疗装置贮源状态下的泄漏辐射

《医用 γ 射束远距治疗防护与安全标准》GBZ161—2004 的规定,γ 远距治疗设备放射源置于贮存位置时,放射源防护屏蔽周围杂散辐射空气比释动能率的限值为:距放射源防护屏蔽表面 5 cm 的任何可接近位置≤0.2 mGy/h;距放射源 100 cm 的任何位置上,≤0.02 mGy/h。

《后装 γ 源近距离治疗卫生防护标准》GBZ121—2002 的规定,后装 γ 源贮源器表面 5 cm 处的任何位置,泄漏辐射的空气比释动能率不得 >100 μGy/h;距离贮源器表面 100 cm 处的球面上,任何一点的泄漏辐射的空气比释动能率不得

>10 μGy/h。

《X、γ 射线头部立体定向外科治疗放射卫生防护标准》GBZ168—2005 的规定,γ 远距治疗设备放射源置于贮存位置时,放射源防护屏蔽周围杂散辐射空气比释动能率的限值为:距放射源防护屏蔽表面 5 cm 的任何可接近位置不大于 200 μGy/h;距放射源 60 cm 的任何位置上,不大于 20 μGy/h。

（二）^{60}Co 远距治疗装置治疗状态下的泄漏辐射

《医用 γ 射束远距治疗防护与安全标准》GBZ161—2004 的规定,γ 远距治疗设备在正常治疗距离处,以辐射束轴为中心并垂直辐射束轴、半径为 2 m 的圆平面中的最大辐射束以外的区域内,最大泄漏辐射的空气比释动能率不得超过辐射束轴与 10 cm × 10 cm 照射野平面交点处的最大空气比释动能率的 0.2%;平均泄漏辐射的空气比释动能率不得超过最大空气比释动能率的 0.1%。距放射源 1 m 处,最大有用射束外泄漏辐射的空气比释动能率不得超过辐射束轴上距放射源 1 m 处最大空气比释动能率的 0.5%。

《X、γ 射线头部立体定向外科治疗放射卫生防护标准》GBZ168—2005 的规定,透过准直器的泄漏辐射率(准直器关闭时与开启时辐射水平之比)不得大于 2%。

（三）加速器部件活化产物在机头外的泄漏辐射

《电子加速器放射治疗放射防护要求》GBZ126—2011 规定,标称能量大于 10 MeV 的加速器,由于(γ,n)反应致加速器部件的活化称为感生放射性。在最大吸收剂量率条件下,进行 4 Gy 照射,以间隙 10 min 的方式连续运行 4 h 后,在最后一次照射终止后的 10 s 开始测量,测得感生放射性的周围剂量当量应满足:在不超过 3 min 的时间内,测得感生放射性的周围剂量当量率在离外壳表面 5 cm 任何容易接近处不超过 200 μSv/h,离外壳表面 1 m 处不超过 20 μSv/h。

第三节　肿瘤放射治疗的质量保证与质量控制

放射治疗的质量保证(QA)和质量控制(QC)是至关重要的,放射治疗中肿瘤控制的同时正常组织也受到一定剂量的照射,可能会发生副反应和并发症。放射治疗要权衡两者,确定最佳治疗方案。图 6-6 是肿瘤控制率、并发症与治疗剂量的关系示意图,图中虚线的综合效果 = 肿瘤控制率 - 正常组织并发症发生概率,在位置 B 有最高值,相应的剂量为最佳处方剂量,低于此剂量肿瘤控制率低,而高于此剂量时正常组织并发症增加,当超过处方剂量 25% ~ 50% 时,患者 5 年内 50% 可能发生致命并发症。随着肿瘤放射治疗事业的发展,放射治疗的质量保证和质量控制工作越来越受到重视。

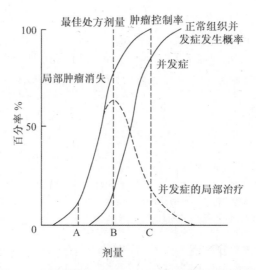

图 6-6　肿瘤控制率、并发症与治疗剂量的关系示意图

　　放射治疗的质量保证是指经过周密计划而采取的一系列必要的措施,保证放射治疗整个过程中的每个环节按一定的标准执行。这就意味着质量保证有两个重要内容:一是质量评定,即按一定准备度量评价整个治疗过程中的服务质量和治疗效果;二是质量控制,即采取必要的措施确保质量保证的执行,并不断修改治疗过程中的某些环节,提高质量保证的等级水平。

　　肿瘤放射治疗的根本目标,不论是根治还是姑息放疗,在于给肿瘤区域足够的精确的治疗剂量,而使周围正常组织和器官受照射最少,以提高肿瘤的局部控制率,减少正常组织的辐射并发症。要达到这个目的,在进行放射治疗工作时,必须做到精确诊断、精确设计、精确定位和精确治疗。显然,肿瘤患者能否成功地接受放射治疗决定于放射治疗医生、医学物理人员、放疗技师的相互配合和共同努力。图 6-7 给出了放射治疗全过程的质量保证和质量控制框架图。

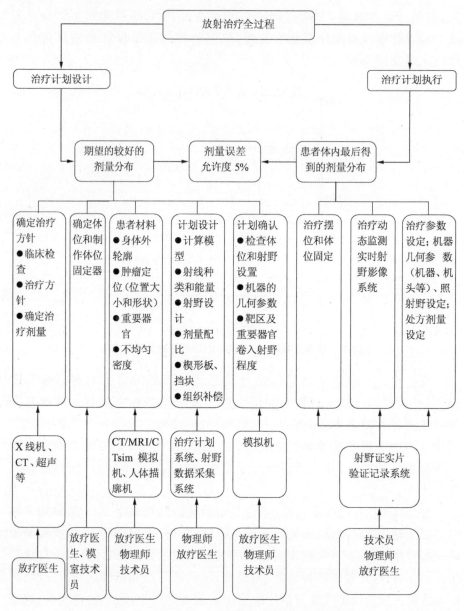

图6-7　放射治疗过程及其质量保证和质量控制

一、质量保证大纲

从放射治疗的全过程看,执行质量保证是一个组织问题。放射治疗医生负责治疗方案的制订、治疗计划的评定、监督治疗计划的执行等责任,在质量保证组织中起主导作用。所以,质量保证和质量控制工作应建立组织,负责人常为放射治疗科主任。组织中应明确各质量保证和质量控制工作岗位的职责与人员,如医学物理人员的主要任务是进行治疗设备和其他辅助设备(包括模拟定位机、治疗计划系统等)的特性的确定及定期检查,射线剂量定期校验,参与治疗计划的设计,保证工作人员和患者的安全防护等。放射治疗技师是放射治疗计划的主要执行者。治疗计划能否被忠实执行的关键决定于放射治疗技师对具体治疗计划的理解程度、对机器性能的掌握和了解,以及对患者的服务态度。质量保证组织的中心任务是在部门质量保证组织负责人领导下,协调成员间的责任分工,及时发现和纠正质量保证执行过程中的差错,随时总结经验,提高本部门的质量保证工作水平。

二、质量保证和质量控制内容

(1)建立组织和工作程序。

(2)人员包括放射治疗医生、放射治疗技师、医学物理人员以及放射治疗制模技术员等。

(3)质量保证概念涵盖整个放射治疗过程,包括治疗计划程序、患者摆位和治疗实施的验证,也包括治疗处方与患者资料获取、治疗靶区勾画、治疗记录及患者随访。不仅包括放射治疗临床物理剂量和管理,还包括质控部门的建立,人员的资格和培训,以及与放射治疗相关的患者安全、工作人员的安全等,详见表6-2。

表6-2 放射治疗的质量保证内容

目的	质量保证内容		执行者
(1)建立质量保证程序	整个治疗环节包括临床计划、物理计划、纠正措施等 治疗病例、各种记录等文件的统一与保存、质量保证人员的组织构成		质量保证负责人(一般是科主任)
(2)患者剂量控制	剂量控制	剂量学 体外、腔内放射源 治疗设备	物理人员 技术员 工程师
	患者材料	患者定位(标记、证实等)	医生
		患者材料(靶区、危险器官) 外轮廓等	物理人员
	治疗计划	剂量计算(包括体内剂量测量) 治疗单	物理人员 医生

续表

目的	质量保证内容	执行者
（3）患者安全	靶区和野外患者剂量 机器设备连锁（射线连锁、机械连锁） 患者监视和通话系统 电安全（设备接地等） 放射性污染、有害气体排出等	医生、物理人员 技术员、工程师 物理人员 技术员、工程师
（4）工作人员安全	建筑防护 工作人员剂量监督 电器安全（高压操作、设备接地） 系统连锁（治疗室门、灯、紧急开关、设备连锁）	物理人员 工程师 物理人员

三、质量控制检测

对任何医疗设备实施质量控制的目的都是确保它在使用过程中对于患者、工作人员和公众是安全的。放射治疗使用的设备包括外照射治疗设备、模拟定位机及其他影像设备、治疗计划系统、近距离治疗设备、计算机系统、挡块和补偿器等制作设备、剂量检测和验证设备等都需要进行质量控制。

对放射治疗设备的质量控制检测又分为自主检测（稳定性检测）和委托检测（验收检测和状态检测）。

（一）稳定性检测

稳定性检测是为确定设备在给定条件下获得的数值相对于一个初始状态的变化是否符合控制标准而进行的质量控制检测。医疗单位必须配备剂量仪和测量水箱，有条件的还应配备剂量扫描水箱等，放射治疗物理人员定期对放射治疗设备开展稳定性检测，并将检测结果存档备案。

（二）验收检测

设备安装完毕或重大维修后，为鉴定其性能指标是否符合约定值而进行的质量控制检测。

（三）状态检测

状态检测是对运行中的设备，为评价其性能指标是否符合要求而定期进行的质量控制检测。

放射治疗单位应委托具有检测资质的放射卫生技术服务机构，按照国家标准规定的内容和范围每年进行一次设备防护性能的状态检测。

第四节　肿瘤放射治疗中的患者防护

医疗机构在应用放射线对患者的肿瘤组织进行放射治疗的同时,患者的其他组织和器官也会受到一定程度的放射线照射,放射治疗是一把双刃剑,既能对患者治病,也能使患者致病,所以,做好肿瘤放射治疗中的患者防护就显得尤为重要,医疗机构应对患者的防护与安全负责。有关执业医师与医技人员、辐射防护负责人、合格专家、医疗设备的供方等也应对患者的防护与安全分别承担相应的责任。

一、放射治疗的正当性

实践的正当性指由实践获得的净利益远远超过付出的代价(包括对健康损害的代价),称为实践正当化;在施行伴有辐射的任何实践前,都必须经过正当性判断,确认这种实践具有正当的理由,获得的利益大于代价(包括健康损害和非健康损害的代价)。也就是说,进行任何一项有辐射的工作都应具有正当的理由,即通过代价－利益分析,在全面考虑经济和社会因素,以及与作为代替的其他方案相比较的基础上,只有当进行该项工作后产生的总危险与总利益相比是微不足道的,才可以认为此项工作是具有正当理由的,合乎实践的正当性原则。对肿瘤患者而言,如果根据放射肿瘤学家的专业判断,肿瘤的放射治疗将给患者的健康状况带来明显改善,那么这种判断在正常情况下就构成了患者接受照射的正当理由。假如拒绝这种治疗方法,患者将面临生命丧失或生活质量下降的危险。所以一旦作出放射治疗的抉择,就应当认为接受这种治疗是最合理的治疗手段。

二、防护与安全的最优化

在考虑了社会和经济因素的前提下,一切辐射都应当保持在可合理达到的尽可能低的水平,也称为 ALARA 原则。代价—利益分析是为达到放射防护最优化使用的最有效方法。患者在放射治疗中接受的辐射,既要保证肿瘤组织得到足够的辐射剂量,又要在不妨碍治疗的前提下使肿瘤组织周围的正常组织或器官所受到的辐射剂量减少到可能合理做到的尽可能低的水平,这两者之间的关系意味着对患者的放射治疗必须考虑整个治疗的最优化。单纯考虑放射防护的最优化在放射治疗实践中是不够的,从广义上讲,整体治疗最优化的必要条件是:从事肿瘤放射治疗工作人员良好的业务技术素质、正确的治疗计划、正确的应用辐射装置及其辅助设施和记录治疗结果等。

三、患者的防护要求

根据《放射诊疗管理规定》和《远距治疗患者放射防护与质量保证要求》的要求,医疗机构在放射治疗项目确立后应立即制定放射治疗患者的防护要求,可从以下几方面实施对患者的防护:

（1）在对患者实施放射治疗前,应由中级以上专业技术任职资格的放射治疗医师逐例进行正当性判断,只有当利大于弊时,方能进行放射治疗。治疗需采取相对利益最大的治疗方案,并对每例患者治疗过程中的资料进行存档。放射治疗医师在放射治疗前还应把放射治疗可能存在的风险书面告知患者或其家属。

（2）放射治疗应严格掌握适应证,良性疾病尽量不采用放射治疗,严格控制对放射治疗敏感的良性疾病的体外放疗。

（3）放射治疗前应根据临床检查结果制订详细的放射治疗计划,包括放射治疗的类型、靶组织剂量分布、分割方式、治疗周期等。对放射治疗计划单要进行核对、签名确认与存档。治疗计划应由中级以上专业技术任职资格的放射治疗医师和医学物理人员共同签名。

（4）制订患者放射治疗计划时,应对肿瘤靶区外的重要组织器官的吸收剂量进行测算,按病变情况,采用包括器官屏蔽在内的适当的技术和措施以保护正常组织与器官,在保证治疗要求的前提下,使其处于可合理达到的尽量低的水平。

（5）除非在临床上有充分理由和明显指征,对怀孕或可能怀孕的妇女及儿童应慎重采用放射治疗。在对孕妇实施任何放射治疗前应进行更为缜密的放疗计划,以使胚胎或胎儿所受到的照射剂量减至最小。

（6）治疗过程中,应定期对患者进行检查与分析,根据病情变化及时调整治疗计划,密切注意体外放疗中出现的辐射损伤效应与可能出现的放射损伤,采取必要的医疗保护措施。

（7）放射治疗技师应把接受放射治疗时的注意事项告知患者,包括接受放疗时的体位保持、呼吸调节、在身体出现不适时如何示意工作人员等。

（8）首次放疗时,主管放射治疗医师应指导放射治疗技师正确摆位,落实治疗计划。

（9）接受照射特别是 X 刀、γ 刀等精确放疗过程中应采取措施保持患者体位不变,对于儿童患者可适当使用镇静剂或麻醉剂。照射过程中应密切观察患者情况,发现体位变化或其他情况,应及时停止照射,并记录已照射的时

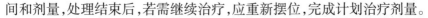

间和剂量,处理结束后,若需继续治疗,应重新摆位,完成计划治疗剂量。

（10）照射过程中,应密切观察设备运行情况,发现异常时,应立即停止照射,详细记录并查明原因,及时修正,在修正完成前不应对患者进行治疗。

（11）放射治疗完成后,若发现远距离治疗 γ 射线装置的放射源未退回贮存位置,应迅速将患者从治疗室内转移出去,放射治疗技师应详细记录完成正常照射后患者在室内滞留时间和所处位置等信息,为估算患者超量受照剂量保留详细记录。

（12）放射治疗装置自身防护性能应满足相关标准中对设备自身防护性能的要求。

第五节　肿瘤放射治疗中的事故预防

放射治疗是肿瘤治疗的三大主要治疗方法之一,现代放射治疗有三个主要关心的问题:疗效、生活质量和安全,然而,放射治疗受其自身的性质决定,最容易发生严重后果。因为它是将患者暴露在很强的辐射源下。患者在放射治疗中受到的剂量处于正常组织可耐受剂量的上限,事故性过量照射可能产生严重甚至致命的后果;剂量照射不足则增加不可接受治疗结果（如肿瘤得不到有效控制）的发生概率。通常情况下,如果加强质量保证措施,强化辐射防护监督与管理,事故是不容易发生的。然而由于科学、技术和管理等方面存在的缺陷,事故仍有发生的可能。

一、事故的定义

根据《电离辐射防护与辐射源安全基本标准》（GB18871—2002）,事故是指从防护或安全的观点看,其后果或潜在后果不容忽视的任何意外事件,包括操作错误、设备失效或损坏。根据受照人群的类型,意外照射事故可分为三类:① 由于执行放射防护和安全规则不力而引起的公众受照;② 在准备放射源或在患者治疗过程中医护人员受照,或在安装维修或换源过程中工作人员受到意外照射;③ 放射治疗中患者受到的伤害。"放射事故"一词用于影响到公众和工作人员,即①和②类的事件有一个相对明确的解释,这就很容易区分正常受照和事故性受照。对于接受治疗的患者,即③类事件,用"事故"一词值得特别斟酌。

二、放射治疗中患者意外照射的潜在可能性

（1）放射治疗中，通常"临床靶区"需给予很高的剂量。当射线通过人体时，一些正常组织会吸收与靶区相似的剂量，这样就导致可预见的副反应的发生。

（2）放射线直接照射患者（体外照射）或密封的放射源插植接触于组织或器官（近距离治疗），任何这一过程中的明显错误都会产生负面的、通常是严重的后果。

（3）放射治疗涉及从开具处方到实施之间的许多步骤，每一步都涉及大量参数需要选择、调整、记录和不同专业人员之间的沟通。例如，体外照射30次，每次照射4个野，第一野需要设置约15个参数，有一半的参数在照射其他野时要进行改变，整个治疗总计要设置约1 000个参数。每例患者的设置情况相似，但不完全相同。在用多叶准直器和调强束的适形治疗中，虽然通常由计算机控制，但参数的数量更大。

（4）对未配置计算机"记录和证实"系统的放射治疗机，放射治疗技术员必须手工输入患者治疗参数，每天有近100个治疗束需要以重复的方式去做，每例患者又不相同。

（5）放射治疗技术复杂，且随着现代放疗技术（三维适形放疗、调强放疗、影像引导放疗、自适应放疗等）的应用，技术的复杂度增加，放疗过程中有计算机计算、控制和数据传输，可能还会与手工活动如器官挡铅、固定装置制备相结合。

三、放射治疗中意外照射的预防

在放射治疗中全面的质量保证措施能够防止系统性误差，并减少随机误差的频率和大小。当满足以下两个条件时，就能保证以最小的努力和费用而预防放射治疗中的大多数意外照射：① 有全面并自始至终的执行质量保证措施；② 对于外照射，作为常规开展体内测量。第一个质量保证措施仅包括对设备的机械及电气参数和剂量学数据的验证。质量保证措施已经深入扩展到包括治疗计划程序、患者摆位和治疗实施的验证。从治疗处方、患者资料获取和靶区勾画到患者随访及治疗记录。一些现代质量保证措施还包括放射治疗科室的组建及人员的资质和培训。为了预防放射治疗中事故性照射的发生，可采取下列措施：

（一）组织结构

放射治疗是多学科的专业，并使用复杂的设备对患者实施治疗。全面的

质量保证规程包括临床、物理和管理等方面的内容,其贯彻实施需要参与放射治疗全过程的所有专业人员的集体努力。关键的人员包括放射治疗医生、医学物理师、放射治疗技师,其他与放射治疗有关或可能参与放射治疗不同步骤的人员是模室技术员、护士、维修工程师等。要特别注意人员的工作负荷,在安装新设备、开展新技术或患者数量增加时,工作人员会超负荷工作,由于这种情况下很难全面贯彻质量保证规程,这将会使意外照射危险性增加。

放射治疗科的结构应有明确规定,特别是有关每个工作人员的作用和责任,应使每个人明白自己在这个结构中的责任以及其他人员的位置,所有影响放射治疗科结构的决定应予记录,信息应能有效和快速地在科室内传递。放疗机构应采取一切合理的措施,包括不断提高所有有关人员的安全文化素养,防止发生潜在的事故性医疗照射。

(二)教育和培训

整个放射治疗过程中最重要的组成成分是合格的人员,许多意外照射的发生是由于缺少合格和训练有素的工作人员,因此应高度重视对放射治疗工作者的教育培训,应把参与放射治疗的专业人员的教育置于首位,接触放射源和患者的工作人员应具备必要的教育基础和特殊的培训,对设备投资但无相应的人员培训是危险的。上岗前必须接受放射防护培训,并经考核合格之后才能参加相应的工作;在岗期间应定期接受再培训;在采用一种新的治疗方式或不同类型的设备前必须接受相应的专业培训。培训不仅包括每个操作细节,治疗方案的设计,还应包括培养高尚的医德修养。可重复的、高质量的和安全的培训应与每组专业人员的责任相一致,应包括典型事故的回顾和分析,以及预防方法的描述,也应该有专业持续发展规划。

(三)设备的验收和测试

设备验收是证明设备是否符合或超出定购时的规格,通常设备验收遵循制造商提供的方案,但用户也可以制定自己的方案,无论哪种情况,设备验收方案应该是设备购买订单的一部分。设备验收方案具体规定测试内容,使用的仪器,以及测试的结果,并包括一个法律文件,由医学物理师确认设备是否符合定购规格,所以负责验收的医院工作人员,通常是医学物理师,必须熟悉这些标准。验收测试结束后,开始测量临床数据;测量期间,物理师应确保测量开展临床工作所需要的全部数据,这些数据格式应满足输入 TPS 的要求;临床数据测量结束后,应遵循质量保证规程,马上进行质量控制检测。只有取得省级以上卫生与计生部门资质认证的放射卫生技术服务机构才能进行这一检测,以后按照国家有关标准规定每年进行一次状态检测,保证设备始终处于正常的工作状态。

（四）设备故障的监控

设备的安全维护对预防意外照射也是非常重要的，一些不安全的维护或对无法解释的错误动作未进行追踪监控将会导致致命的事故，对存在故障的设备进行监控是防止意外照射发生的有力措施之一。

（五）交流问题

许多意外照射通过不同工作人员之间以及工作人员与维修工程师之间的良好沟通是可能避免的。沟通应通过科室的制度给予保证，若维修工程师在没有设备负责人准许的情况下，不允许在该治疗机上工作。

（六）识别患者和患者治疗单

一些意外照射导致一个疗程或部分疗程治疗了另一例患者或治疗了错误的部位。患者治疗单出现差错，导致分割次数、剂量或疗程的错误，如新的照射野或在计划外延长治疗。质量保证是非常重要的，它包括规定、有效地识别患者（照片、身份）和照射部位，以及执行放射治疗单核实。

（七）预防差错

现代技术操作过程复杂、要求精细，计算机已经应用到各个环节，发生的放疗差错呈多样化，发生差错的原因已与传统方式有所不同，同样也需要给予不同的预防措施。

（八）应急准备

尽管有预防措施，但事故仍是人类活动的一种不可避免的特性，所以放疗机构必须制订应急计划并做好应急准备工作，使相关人员了解应急计划的目的并定期进行应急演练。

（九）事故性医疗照射的调查

事故性照射一旦发生，应立即启动应急响应程序，缩小减缓事故后果。放射治疗相关人员及单位应遵照《电离辐射防护与辐射源安全基本标准》的有关规定进行事故性医疗照射的调查。在放射治疗中应该考虑，事故照射既可能是照射不足也可能是照射过度。

放射治疗中患者的安全是每一个放射治疗工作人员的责任，这不仅是口号，而是法定的职业责任。需要从事放射治疗工作的每一个人共同努力以确保患者的安全。改善教育培训系统，增强质量保证，仔细设计条例和强制执行将会是放射治疗领域中防止发生严重事故的根本举措。

医用辐射防护管理

随着我国卫生事业的蓬勃发展和放射诊疗技术的迅速发展,医用放射源与射线装置已广泛应用于临床,大大提高了疾病的诊断和治疗质量。

由于放射源与射线装置产生的射线对人体健康有害,如果使用不当,可能会导致放射事故的发生。因此,加强医用辐射防护的安全管理,对保护医务工作者和广大人民群众的健康安全,维护社会和谐稳定发展具有重要的意义。

目前,我国对医疗机构的放射诊疗活动的监督管理主要由卫生计生行政部门和环境保护部门共同负责实施,包括放射诊疗许可和辐射安全许可证制度。

第一节　放射诊疗许可

为加强放射诊疗工作的管理,保证医疗质量和医疗安全,保障放射诊疗工作人员、患者和公众的健康权益,《放射诊疗管理规定》(原卫生部令第46号)于2006年3月1日实施。

放射诊疗工作是指使用放射性同位素、射线装置进行临床医学诊断、治疗和健康检查的活动。《放射诊疗管理规定》提出放射诊疗工作按照诊疗风险和技术难易程度分为放射治疗、核医学、介入放射学、X线影像诊断四类来进行管理。常见放射诊疗设备具体分类见图7-1。

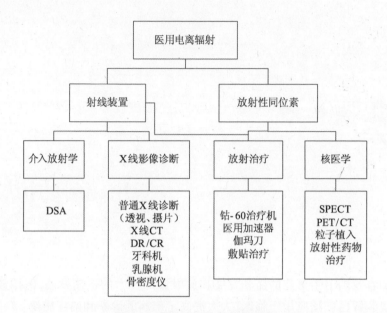

图 7-1　常见放射诊疗设备分类

《放射诊疗管理规定》提出凡医疗机构开展放射诊疗工作,应当具备与其开展的放射诊疗工作相适应的条件,并经所在地县级以上卫生计生行政部门的放射诊疗技术和医用辐射机构许可,应当制订与本单位从事的放射诊疗项目相适应的质量保证方案,遵守质量保证监测规范,采取有效措施,保证放射防护安全与放射诊疗质量符合有关规定、标准和规范的要求。同时强调,放射诊疗工作人员对患者和受检者进行医疗照射时,应当遵守医疗照射正当化和放射防护最优化的原则,有明确的医疗目的,严格控制受照剂量;对邻近照射野的敏感器官和组织进行屏蔽防护,并事先告知患者和受检者辐射对健康的影响。在实施放射诊断检查前应当对不同检查方法进行利弊分析,在保证诊断效果的前提下,优先采用对人体健康影响较小的诊断技术。使用放射影像技术进行健康普查前要经过充分论证,制订周密的普查方案,采取严格的质量控制措施,按照规定向卫生计生行政部门申请办理批准。

一、基本要求

医疗机构开展放射诊疗工作应当具备以下基本条件:

（1）具有经核准登记的医学影像科诊疗科目;

（2）具有符合国家相关标准和规定的放射诊疗场所和配套设施;

（3）具有质量控制与安全防护专(兼)职管理人员和管理制度,并配备必要的防护用品和监测仪器;

（4）产生放射性废气、废液、固体废物的，具有确保放射性废气、废液、固体废物达标排放的处理能力或者可行的处理方案；

（5）具有放射事件应急处理预案。

二、人员要求

医疗机构开展放射治疗工作应当具备的人员要求为：① 中级以上专业技术职务任职资格的放射治疗医师；② 病理学、医学影像学专业技术人员；③ 大学本科以上学历或中级以上专业技术职务任职资格的医学物理人员；④ 放射治疗技师和维修人员。

开展核医学工作应当具有：① 中级以上专业技术职务任职资格的核医学医师；② 病理学、医学影像学专业技术人员；③ 大学本科以上学历或中级以上专业技术职务任职资格的技术人员或核医学技师。

开展介入放射学工作应当具有：① 大学本科以上学历或中级以上专业技术职务任职资格的放射影像医师；② 放射影像技师；③ 相关内、外科的专业技术人员。

开展 X 线影像诊断工作应当具有专业的放射影像医师。

三、设备要求

医疗机构开展不同类别放射诊疗工作，应当分别具有的设备条件是：

（1）开展放射治疗工作的，至少有一台远距离放射治疗装置，并具有模拟定位设备和相应的治疗计划系统等设备；

（2）开展核医学工作的，具有核医学设备及其他相关设备；

（3）开展介入放射学工作的，具有带影像增强器的医用诊断 X 线机、数字减影装置等设备；

（4）开展 X 线影像诊断工作的，有医用诊断 X 线机或 CT 机等设备。

四、辐射防护要求

医疗机构应当按照下列要求配备并使用安全防护装置、辐射检测仪器和个人防护用品：

（1）放射治疗场所应当按照相应标准设置多重安全联锁系统、剂量监测系统、影像监控、对讲装置和固定式剂量监测报警装置；配备放疗剂量仪、剂量扫描装置和个人剂量报警仪；

（2）开展核医学工作的，设有专门的放射性同位素分装、注射、储存场所，放射性废物屏蔽设备和存放场所；配备活度计、放射性表面污染监测仪；

（3）介入放射学与其他 X 线影像诊断工作场所应当配备工作人员防护用品和受检者个人防护用品。

医疗机构应当对下列设备和场所设置醒目的警示标志：

（1）装有放射性同位素和放射性废物的设备、容器，设有电离辐射标志；

（2）放射性同位素和放射性废物储存场所，设有电离辐射警告标志及必要的文字说明；

（3）放射诊疗工作场所的入口处，设有电离辐射警告标志；

（4）放射诊疗工作场所应当按照有关标准的要求分为控制区、监督区，在控制区进出口及其他适当位置，设有电离辐射警告标志和工作指示灯。

五、放射诊疗许可要求

医疗机构设置放射诊疗项目，应当按照其开展的放射诊疗工作的类别，分别向相应的卫生计生行政部门提出建设项目卫生审查、竣工验收和设置放射诊疗项目申请：

（1）开展放射治疗、核医学工作的，向省级卫生计生行政部门申请办理；

（2）开展介入放射学工作的，向设区的市级卫生计生行政部门申请办理；

（3）开展 X 线影像诊断工作的，向县级卫生计生行政部门申请办理；

（4）同时开展不同类别放射诊疗工作的，向具有高类别审批权的卫生计生行政部门申请办理。

医疗机构在开展放射诊疗工作前，应当提交下列资料，向相应的卫生计生行政部门提出放射诊疗许可申请：

（1）放射诊疗许可申请表；

（2）《医疗机构执业许可证》或《设置医疗机构批准书》（复印件）；

（3）放射诊疗专业技术人员的任职资格证书（复印件）；

（4）放射诊疗设备清单；

（5）放射诊疗建设项目竣工验收合格证明文件。

医疗机构取得《放射诊疗许可证》后，到核发《医疗机构执业许可证》的卫生行政执业登记部门办理相应诊疗科目登记手续。未取得《放射诊疗许可证》或未进行诊疗科目登记的，不得开展放射诊疗工作。

六、放射诊疗质量控制

医疗机构应当设立辐射防护组织，配备专（兼）职的管理人员，负责放射诊疗工作的质量保证和安全防护。其主要职责是：① 组织制定并落实放射诊疗和放射防护管理制度；② 定期组织对放射诊疗工作场所、设备和人员进行放射防护检测、监测和检查;③ 组织本机构放射诊疗工作人员接受专业技术、放射防护知识及有关规定的培训和健康检查;④ 制定放射事故应急预案并组织演练;⑤ 记录本机构发生的放射事故并及时报告卫生计生行政部门。应当定期对放射诊疗工作场所、放射性同位素储存场所和防护设施进行放射防护检测,保证辐射水平符合有关规定或者标准。

医疗机构的放射诊疗设备和检测仪表,在新安装、维修或更换重要部件后的设备,应当经省级以上卫生计生行政部门资质认证的检测机构对其进行检测,合格后方可启用;定期进行稳定性检测、校正和维护保养,每年至少进行一次状态检测;按照国家有关规定检验或者校准用于放射防护和质量控制的检测仪表;放射诊疗设备及其相关设备的技术指标和安全、防护性能,应当符合有关标准与要求。不合格或国家有关部门规定淘汰的放射诊疗设备不得购置、使用、转让和出租。

七、放射诊疗实践要求

在实施放射检查时应当遵守下列规定:

(1) 严格执行检查资料的登记、保存、提取和借阅制度,不得因资料管理、受检者转诊等原因使受检者接受不必要的重复照射;

(2) 不得将核素显像检查和 X 线胸部检查列入对婴幼儿及少年儿童体检的常规检查项目;

(3) 对育龄妇女腹部或骨盆进行核素显像检查或 X 线检查前,应问明是否怀孕;非特殊需要,对受孕后 8 ~ 15 周的育龄妇女,不得进行下腹部放射影像检查;

(4) 应当尽量以胸部 X 线摄影代替胸部荧光透视检查;

(5) 实施放射性药物给药和 X 线照射操作时,应当禁止非受检者进入操作现场;因患者病情需要其他人员陪检时,应当对陪检者采取防护措施。

八、放射诊疗建设项目"三同时"

《中华人民共和国职业病防治法》规定了建设项目职业病危害评价制度,即新建、改建、扩建项目和技术改造、技术引进项目(以下统称建设项目)可能产生职业病危害的,建设单位在可行性论证阶段应提交职业病危害预评价报告。未提交预评价报告或者预评价报告未经审核同意的,有关部门不得批准该建设项目。建设项目的职业病防护设施所需费用应当纳入建设项目工程预算,并与主体工程同时设计,同时施工,同时投入生产和使用。职业病危害严重的建设项目的防护设施设计,应当进行卫生审查,符合国家职业卫生标准和卫生要求的,方可施工。建设项目在竣工验收前,建设单位应当进行职业病危害控制效果评价。建设项目竣工验收时,其职业病防护设施经验收合格后,方可投入正式生产和使用。

《放射诊疗管理规定》中也明确了新建、改建、扩建放射诊疗建设项目,医疗机构应当在建设项目施工前向相应的卫生计生行政部门提交职业病危害放射防护预评价报告,申请进行建设项目卫生审查。立体定向放射治疗、质子治疗、重离子治疗、带回旋加速器的正电子发射断层扫描诊断等放射诊疗建设项目,还应当提交卫生部指定的放射卫生技术机构出具的预评价报告技术审查意见。在放射诊疗建设项目竣工验收前,应当进行职业病危害控制效果评价;并向相应的卫生计生行政部门提交下列资料,申请进行卫生验收:

(1)建设项目竣工卫生验收申请;

(2)建设项目卫生审查资料;

(3)职业病危害控制效果放射防护评价报告;

(4)放射诊疗建设项目验收报告。

立体定向放射治疗、质子治疗、重离子治疗、带回旋加速器的正电子发射断层扫描诊断等放射诊疗建设项目,应当提交国家计生委指定的放射卫生技术机构出具的职业病危害控制效果评价报告技术审查意见和设备性能检测报告。

九、放射诊疗事故管理

《放射诊疗管理规定》还首次明确了放射事故报告制度。在① 诊断放射性药物实际用量偏离处方剂量50%以上;② 放射治疗实际照射剂量偏离处方剂量25%以上;③ 人员误照或误用放射性药物;④ 放射性同位素丢失、被盗和污染;⑤ 设备故障或人为失误引起的其他放射事故,应当及时进行调查处理,如实记录,并按照有关规定及时报告卫生计生行政部门和有关部门。

第二节　放射诊疗项目辐射安全许可

当前,我国的核技术已经在医疗卫生、教学科研和工农业等领域得到了广泛应用,尤其是放射性同位素和射线装置应用最为广泛,污染防治的问题也比较突出。为了加强对放射性同位素和射线装置的污染防治和安全管理,重要的是实施许可证和登记制度,这是国际上通用的办法。国家标准《电离辐射防护与辐射源安全基本标准》(GB 18871—2002)明确要求对任何密封源、非密封源或辐射发生器负责的任何法人均应向审管部门提出申请,以获得批准,除非其所负责的源足以被豁免;批准可采用注册的方式或许可的方式。

一、辐射安全许可的法律依据

《中华人民共和国放射性污染防治法》第二十八条规定:生产、销售、使用放射性同位素和射线装置的单位,应当按照国务院有关放射性同位素与射线装置放射防护的规定申请领取许可证,办理登记手续。转让、进口放射性同位素和射线装置的单位以及装备有放射性同位素的仪表的单位,应当按照国务院有关放射性同位素与射线装置放射防护的规定办理有关手续。

《放射性同位素与射线装置安全和防护条例》(国务院令第 449 号)明确由环境保护主管部门对生产、销售、使用放射性同位素和射线装置的单位实施许可和备案,同时要求环境保护主管部门应当将审批颁发许可证的情况通报同级公安部门、卫生计生行政部门。

《放射性同位素与射线装置安全许可管理办法》规定在中华人民共和国境内生产、销售、使用放射性同位素与射线装置的单位应当取得"辐射安全许可证"。

二、医疗机构放射诊疗项目的辐射安全许可要求

医疗机构放射诊疗项目涉及的辐射实践主要是放射性同位素和射线装置的使用,《放射性同位素与射线装置安全许可管理办法》规定:使用放射性同位素、射线装置的单位申请领取许可证,应当具备下列条件:

(1)使用Ⅰ类、Ⅱ类、Ⅲ类放射源,使用Ⅰ类、Ⅱ类射线装置的,应当设有专门的辐射安全与环境保护管理机构,或者至少有 1 名具有本科以上学历的技术人员专职负责辐射安全与环境保护管理工作;其他辐射工作单位应当有 1 名具有大专以上学历的技术人员专职或者兼职负责辐射安全与环境保护管理工作;依据辐射安全关键岗位名录,应当设立辐射安全关键岗位的,该岗位应当由注册核安全工程师担任;

(2)从事辐射工作的人员必须通过辐射安全和防护专业知识及相关法律法规的培训和考核;

(3)使用放射性同位素的单位应当有满足辐射防护和实体保卫要求的放射源暂存库或设备;

(4)放射性同位素与射线装置使用场所有防止误操作、防止工作人员和公众受到意外照射的安全措施;

(5)配备与辐射类型和辐射水平相适应的防护用品和监测仪器,包括个人剂量测量报警、辐射监测等仪器。使用非密封放射性物质的单位还应当有

表面污染监测仪;

（6）有健全的操作规程、岗位职责、辐射防护和安全保卫制度、设备检修维护制度、放射性同位素使用登记制度、人员培训计划、监测方案等;

（7）有完善的辐射事故应急措施;

（8）产生放射性废气、废液、固体废物的,还应具有确保放射性废气、废液、固体废物达标排放的处理能力或者可行的处理方案;

使用放射性同位素和射线装置开展诊断和治疗的单位,还应当配备质量控制检测设备,制定相应的质量保证大纲和质量控制检测计划,至少有一名医用物理人员负责质量保证与质量控制检测工作。

申请领取许可证的辐射工作单位应当向有审批权的环境保护主管部门提交下列材料:

（1）辐射安全许可证申请表;

（2）企业法人营业执照正、副本或者事业单位法人证书正、副本及法定代表人身份证原件及其复印件,审验后留存复印件;

（3）经审批的环境影响评价文件;

（4）满足本办法第十三条至第十六条相应规定的证明材料;

（5）单位现存的和拟新增加的放射源和射线装置明细表。

三、放射源和射线装置分类

参照国际原子能机构的有关规定,按照放射源对人体健康和环境的潜在危害程度,从高到低将放射源分为 Ⅰ、Ⅱ、Ⅲ、Ⅳ、Ⅴ 类,Ⅴ 类源的下限活度值为该种核素的豁免活度。

（1）Ⅰ 类放射源为极高危险源。没有防护情况下,接触这类源几分钟到1 小时就可致人死亡;

（2）Ⅱ 类放射源为高危险源。没有防护情况下,接触这类源几小时至几天可致人死亡;

（3）Ⅲ 类放射源为危险源。没有防护情况下,接触这类源几小时就可对人造成永久性损伤,接触几天至几周也可致人死亡;

（4）Ⅳ 类放射源为低危险源。基本不会对人造成永久性损伤,但对长时间、近距离接触这些放射源的人可能造成可恢复的临时性损伤;

（5）Ⅴ 类放射源为极低危险源。不会对人造成永久性损伤。

非密封源工作场所根据《电离辐射防护与辐射源安全标准》（GB 18871—2002）按放射性核素日等效最大操作量分为甲、乙、丙三级。甲级非密封源工作场所的安全管理参照 Ⅰ 类放射源。乙级和丙级非密封源工作场所的安全管理参照Ⅱ、Ⅲ类放射源。

根据射线装置对人体健康和环境可能造成危害的程度,从高到低将射线装置分为Ⅰ类、Ⅱ类、ⅠⅠ类。按照使用用途分医用射线装置和非医用射线装置。

(1)Ⅰ类为高危险射线装置,事故时可以使短时间受照射人员产生严重放射损伤,甚至死亡,或对环境造成严重影响;

(2)Ⅱ类为中危险射线装置,事故时可以使受照人员产生较严重放射损伤,大剂量照射甚至导致死亡;

(3)Ⅲ类为低危险射线装置,事故时一般不会造成受照人员的放射损伤。

射线装置分类表见表7-1。

表7-1 射线装置分类表

装置类别	医用射线装置	非医用射线装置
Ⅰ类射线装置	能量 >100MeV 的	生产放射性同位素的加速器(不含制备 PET 用放射性药物的加速器)
	医用加速器	能量大于 100MeV 的加速器
Ⅱ类射线装置	放射治疗用 X 线、电子束加速器	工业探伤加速器
	重离子治疗加速器	安全检查用加速器
	质子治疗装置	辐照装置用加速器
	制备正电子发射计算机断层显像装置(PET)用放射性药物的加速器	其他非医用加速器
	其他医用加速器	中子发生器
	X 线深部治疗机	工业用 X 线 CT 机
	数字减影血管造影装置	X 线探伤机
Ⅲ类射线装置	医用 X 线 CT 机	X 线行李包检查装置
	放射诊断用普通 X 线机	X 线衍射仪
	X 线摄影装置	兽医用 X 线机
	牙科 X 线机	
	乳腺 X 线机	
	放射治疗模拟定位机	
	其他高于豁免水平的 X 线机	

四、辐射环境影响评价

《中华人民共和国放射性污染防治法》规定：生产、销售、使用放射性同位素和加速器、中子发生器以及含放射源的射线装置的单位，应当在申请领取许可证前编制环境影响评价文件，报省、自治区、直辖市人民政府环境保护行政主管部门审查批准；未经批准，有关部门不得颁发许可证。

因此，辐射工作单位在申请领取许可证前，还应当组织编制或者填报环境影响评价文件，并依照国家规定程序报环境保护主管部门审批。

申请领取许可证的辐射工作单位从事下列活动的，应当组织编制环境影响报告书：

（1）生产放射性同位素的（制备 PET 用放射性药物的除外）；

（2）使用 I 类放射源的（医疗使用的除外）；

（3）销售（含建造）、使用 I 类射线装置的。

申请领取许可证的辐射工作单位从事下列活动的，应当组织编制环境影响报告表：

（1）制备 PET 用放射性药物的；

（2）销售 I、II、III、IV 类放射源的；

（3）医疗使用 I 类放射源的；

（4）使用 II、III、IV 类放射源的；

（5）生产、销售、使用 II 类射线装置的。

申请领取许可证的辐射工作单位从事下列活动的，应当填报环境影响登记表：

（1）销售、使用 V 类放射源的；

（2）生产、销售、使用 III 类射线装置的。

第三节　职业病危害放射防护管理

职业病是指企业、事业单位和个体经济组织等用人单位的劳动者在职业活动中，因接触粉尘、放射性物质和其他有毒、有害因素而引起的疾病。放射性职业病就是指上述劳动者在职业活动中，因接触放射性物质而引起的疾病。职业病的分类和目录由国务院卫生行政部门会同国务院安全生产监督管理部门、劳动保障行政部门制定、调整并公布。

我国实行职业卫生监督制度，由国务院安全生产监督管理部门、卫生行政部门、劳动保障行政部门负责全国职业病防治的监督管理工作。国务院有关部门在各自的职责范围内负责职业病防治的有关监督管理工作。我国放射性职业病防治工作主要是坚持预防为主、防治结合的方针,建立用人单位负责、行政机关监管、行业自律、职工参与和社会监督的机制。

一、职业病管理的有关法律法规和规章制度

我国目前还没有专门的职业病危害放射防护管理法律法规,主要是依据综合性的法律法规来管理,如中华人民共和国主席令第52号《中华人民共和国职业病防治法》、国家安全生产监督管理总局令第51号《建设项目职业卫生"三同时"监督管理暂行办法》、国家安全生产监督管理总局令第48号《职业病危害项目申报办法》、国家安全生产监督管理总局令第49号《用人单位职业健康监护监督管理办法》、《职业病诊断与鉴定管理办法》(卫生部令第91号)等。

二、职业病危害放射防护管理

《中华人民共和国职业病防治法》:用人单位工作场所存在职业病目录所列可能产生放射性职业病的危害因素的,应当及时、如实向所在地安全生产监督管理部门申报危害项目,接受监督;新建、扩建、改建建设项目和技术改造、技术引进项目可能产生放射性职业病危害的,建设单位在可行性论证阶段应当向安全生产监督管理部门提交职业病危害放射防护预评价报告:建设项目的职业病防护设施所需费用应当纳入建设项目工程预算,并与主体工程同时设计,同时施工,同时投入生产和使用。放射性职业病危害严重的建设项目的防护设施设计,应当经安全生产监督管理部门审查,符合国家职业卫生标准和卫生要求的,方可施工。建设项目在竣工验收前,建设单位应当进行职业病危害放射防护控制效果评价。建设项目竣工验收时,其职业病防护设施经安全生产监督管理部门验收合格后,方可投入正式生产和使用。

三、放射性职业病分类和目录

国家卫生计生委、人力资源社会保障部、安全监管总局、全国总工会关于印发《职业病分类和目录》的通知(国卫疾控发〔2013〕48号)《职业病分类和目录》中,职业性放射性疾病包括:

(1)外照射急性放射病;

(2)外照射亚急性放射病;

(3)外照射慢性放射病;

（4）内照射放射病；

（5）放射性皮肤疾病；

（6）放射性肿瘤（含矿工高氡暴露所致肺癌）；

（7）放射性骨损伤；

（8）放射性甲状腺疾病；

（9）放射性性腺疾病；

（10）放射复合伤；

（11）根据《职业性放射性疾病诊断标准（总则）》可以诊断的其他放射性损伤。

四、职业病危害风险分类管理

根据国家安全监管总局关于公布建设项目职业病危害风险分类管理目录(2012 年版)的通知(安监总安健〔2012〕73 号)，可能产生放射性职业病危害因素的建设项目属于职业病危害严重的建设项目，其职业病危害预评价报告应当报安全生产监督管理部门审核，职业病防护设施设计应当报安全生产监督管理部门审查，职业病防护设施竣工后，由安全生产监督管理部门组织验收。

五、职业病诊断与鉴定

根据《职业病诊断与鉴定管理办法》（卫生部令第 91 号）规定，职业病诊断机构必须具备省级卫生行政部门颁发的职业病诊断机构批准证书方可从事职业病诊断工作，医疗卫生机构申请开展放射性职业病诊断的，应当有与放射性职业病诊断项目相关的诊疗科目及相关资料、放射性职业病诊断医师等相关医疗卫生技术人员情况以及与放射性职业病诊断相适应的场所和仪器、设备清单。从事职业病诊断的医师应当具备下列条件，并取得省级卫生行政部门颁发的职业病诊断资格证书，职业病诊断医师应当依法在其资质范围内从事职业病诊断工作，不得从事超出其资质范围的职业病诊断工作。

（一）职业病诊断

劳动者可以选择用人单位所在地、本人户籍所在地或者经常居住地的职业病诊断机构进行职业病诊断。

职业病诊断机构应当按照《职业病防治法》、《职业病诊断与鉴定管理办法》的有关规定和国家职业病诊断标准，依据劳动者的职业史、职业病危害接触史和工作场所职业病危害因素情况、临床表现以及辅助检查结果等，进行综合分析，作出诊断结论。

职业病诊断需要以下资料：劳动者职业史和职业病危害接触史（包括在岗时间、工种、岗位、接触的职业病危害因素名称等）；劳动者职业健康检查结果；工作场所职业病危害因素检测结果；职业性放射性疾病诊断还需要个人剂量监测档案等资料；与诊断有关的其他资料。

劳动者依法要求进行职业病诊断的，职业病诊断机构应当接诊，并告知劳动者职业病诊断的程序和所需材料。劳动者应当填写《职业病诊断就诊登记表》，并提交职业病诊断资料。

在确认劳动者职业史、职业病危害接触史时，当事人对劳动关系、工种、工作岗位或者在岗时间有争议的，职业病诊断机构应当告知当事人依法向用人单位所在地的劳动人事争议仲裁委员会申请仲裁。

职业病诊断机构进行职业病诊断时，应当书面通知劳动者所在的用人单位提供职业病诊断资料，用人单位应当在接到通知后的 10 日内如实提供。用人单位未在规定时间内提供职业病诊断所需要资料的，职业病诊断机构可以依法提请安全生产监督管理部门督促用人单位提供。

劳动者对用人单位提供的工作场所职业病危害因素检测结果等资料有异议，或者因劳动者的用人单位解散、破产，无用人单位提供上述资料的，职业病诊断机构应当依法提请用人单位所在地安全生产监督管理部门进行调查。

职业病诊断机构在安全生产监督管理部门作出调查结论或者判定前应当中止职业病诊断。

职业病诊断机构需要了解工作场所职业病危害因素情况时，可以对工作场所进行现场调查，也可以依法提请安全生产监督管理部门组织现场调查。

经安全生产监督管理部门督促，用人单位仍不提供工作场所职业病危害因素检测结果、职业健康监护档案等资料或者提供资料不全的，职业病诊断机构应当结合劳动者的临床表现、辅助检查结果和劳动者的职业史、职业病危害接触史，并参考劳动者自述、安全生产监督管理部门提供的日常监督检查信息等，作出职业病诊断结论。仍不能作出职业病诊断的，应当提出相关医学意见或者建议。

职业病诊断机构在进行职业病诊断时，应当组织三名以上单数职业病诊断医师进行集体诊断。职业病诊断医师应当独立分析、判断、提出诊断意见，任何单位和个人无权干预。

职业病诊断机构在进行职业病诊断时，诊断医师对诊断结论有意见分歧的，应当根据半数以上诊断医师的一致意见形成诊断结论，对不同意见应当如实记录。参加诊断的职业病诊断医师不得弃权。

职业病诊断机构可以根据诊断需要,聘请其他单位职业病诊断医师参加诊断。必要时,可以邀请相关专业专家提供咨询意见。

职业病诊断机构作出职业病诊断结论后,应当出具职业病诊断证明书。

职业病诊断证明书应当包括以下内容:劳动者、用人单位基本信息、诊断结论。确诊为职业病的,应当载明职业病的名称、程度(期别)、处理意见、诊断时间。

职业病诊断证明书应当由参加诊断的医师共同签署,并经职业病诊断机构审核盖章。

职业病诊断证明书一式三份,劳动者、用人单位各一份,诊断机构存档一份。

职业病诊断证明书的格式由卫生部统一规定。

职业病诊断机构应当建立职业病诊断档案并永久保存,档案应当包括:职业病诊断证明书;职业病诊断过程记录,包括参加诊断的人员、时间、地点、讨论内容及诊断结论;用人单位、劳动者和相关部门、机构提交的有关资料;临床检查与实验室检验等资料;与诊断有关的其他资料。

职业病诊断机构发现职业病病人或者疑似职业病病人时,应当及时向所在地卫生行政部门和安全生产监督管理部门报告。

确诊为职业病的,职业病诊断机构可以根据需要,向相关监管部门、用人单位提出专业建议。

未取得职业病诊断资质的医疗卫生机构,在诊疗活动中怀疑劳动者健康损害可能与其所从事的职业有关时,应当及时告知劳动者到职业病诊断机构进行职业病诊断。

（二）职业病鉴定

当事人对职业病诊断机构作出的职业病诊断结论有异议的,可以在接到职业病诊断证明书之日起 30 日内,向职业病诊断机构所在地设区的市级卫生计生行政部门申请鉴定。

设区的市级职业病诊断鉴定委员会负责职业病诊断争议的首次鉴定。

当事人对设区的市级职业病鉴定结论不服的,可以在接到鉴定书之日起 15 日内,向原鉴定组织所在地省级卫生计生行政部门申请再鉴定。

职业病鉴定实行两级鉴定制,省级职业病鉴定结论为最终鉴定。

卫生计生行政部门可以指定办事机构,具体承担职业病鉴定的组织和日常性工作。职业病鉴定办事机构的职责是:接受当事人申请;组织当事人或者接受当事人委托抽取职业病鉴定专家;组织职业病鉴定会议,负责会议记录、职业病鉴定相关文书的收发及其他事务性工作;建立并管理职业病鉴定档案;承担卫生计生行政部门委托的有关职业病鉴定的其他工作。

职业病诊断机构不能作为职业病鉴定办事机构。

参加职业病鉴定的专家,应当由申请鉴定的当事人或者当事人委托的职业病鉴定办事机构从专家库中按照专业类别以随机抽取的方式确定。抽取的专家组成职业病鉴定专家组(以下简称专家组)。经当事人同意,职业病鉴定办事机构可以根据鉴定需要聘请本省、自治区、直辖市以外的相关专业专家作为专家组成员,并有表决权。

专家组人数为五人以上单数,其中相关专业职业病诊断医师应当为本次专家人数的半数以上。疑难病例应当增加专家组人数,充分听取意见。专家组设组长一名,由专家组成员推举产生。

职业病鉴定会议由专家组组长主持。

参与职业病鉴定的专家有下列情形之一的,应当回避:是职业病鉴定当事人或者当事人近亲属的;已参加当事人职业病诊断或者首次鉴定的;与职业病鉴定当事人有利害关系的;与职业病鉴定当事人有其他关系,可能影响鉴定公正的。

当事人申请职业病鉴定时,应当提供以下资料:职业病鉴定申请书;职业病诊断证明书,申请省级鉴定的还应当提交市级职业病鉴定书;卫生计生行政部门要求提供的其他有关资料。

职业病鉴定办事机构应当自收到申请资料之日起五个工作日内完成资料审核,对资料齐全的发给受理通知书;资料不全的,应当书面通知当事人补充。资料补充齐全的,应当受理申请并组织鉴定。

职业病鉴定办事机构收到当事人鉴定申请之后,根据需要可以向原职业病诊断机构或者首次职业病鉴定的办事机构调阅有关的诊断、鉴定资料。原职业病诊断机构或者首次职业病鉴定办事机构应当在接到通知之日起15日内提交。

职业病鉴定办事机构应当在受理鉴定申请之日起60日内组织鉴定、形成鉴定结论,并在鉴定结论形成后15日内出具职业病鉴定书。

根据职业病鉴定工作需要,职业病鉴定办事机构可以向有关单位调取与职业病诊断、鉴定有关的资料,有关单位应当如实、及时提供。

专家组应当听取当事人的陈述和申辩,必要时可以组织进行医学检查。

需要了解被鉴定人的工作场所职业病危害因素情况时,职业病鉴定办事机构根据专家组的意见可以对工作场所进行现场调查,或者依法提请安全生产监督管理部门组织现场调查。依法提请安全生产监督管理部门组织现场调查的,在现场调查结论或者判定作出前,职业病鉴定应当中止。

职业病鉴定应当遵循客观、公正的原则,专家组进行职业病鉴定时,可以邀请有关单位人员旁听职业病鉴定会。所有参与职业病鉴定的人员应当依法保护被鉴定人的个人隐私。

专家组应当认真审阅鉴定资料,依照有关规定和职业病诊断标准,经充分合议后,根据专业知识独立进行鉴定。在事实清楚的基础上,进行综合分析,作出鉴定结论,并制作鉴定书。

鉴定结论应当经专家组 2/3 以上成员通过。

职业病鉴定书应当包括以下内容:

(1) 劳动者、用人单位的基本信息及鉴定事由;

(2) 鉴定结论及其依据,如果为职业病,应当注明职业病名称、程度(期别);

(3) 鉴定时间。

鉴定书加盖职业病诊断鉴定委员会印章。

首次鉴定的职业病鉴定书一式四份,劳动者、用人单位、原诊断机构各一份,职业病鉴定办事机构存档一份;再次鉴定的职业病鉴定书一式五份,劳动者、用人单位、原诊断机构、首次职业病鉴定办事机构各一份,再次职业病鉴定办事机构存档一份。

第四节 医用辐射事故卫生应急

关于核事故和辐射事故卫生应急,原卫生部 2009 年印发了《卫生部核事故和辐射事故卫生应急预案》,工作原则是:统一领导、部门协作;属地管理、分级负责;依法规范,科学有序;反应及时、措施果断;平急结合、常备不懈;资源整合、公众参与。

一、应急工作制度

现场应急与处置必须服从现场指挥部门的统一指挥,应急队伍实行队长负责制,各专业队员要服从队长指令,各司其职,相互协作。

现场应急处置队伍的专业构成要全面,应包括放射医学、临床医学、辐射防护、急救护理、健康教育等,以满足现场处置工作需要,根据现场处置工作需要,可再成立各专业小组。

充分做好现场应急处置的物资、技术准备工作,包括采样和检测器械、试剂、耗材、急救药品、个人防护用品、专业支持文档资料、现场联系信息和通信器材等,应急物资落实专人管理和维护。

处置过程中,结合事故进展适时开展风险评估,及时报告或反馈处置工作进展,做好与相关协作部门、专业小组的信息交流与沟通,确保应急处置工作科学有序。

处置结束后,根据现场处置情况及控制措施效果评估,对事故原因、公共卫生风险、预防控制措施效果、对公众健康影响等进行全面评估、总结和分析,形成书面材料向相关部门报告和反馈。

配合政府和行政部门科学有效地开展风险沟通,利用现代传播设备和技术,及时与媒体、大众做好事故处置进展的信息通报,恰当进行健康风险提示,协助核事故与放射事故医学应急专业组做好公众宣传教育工作。

及时提交现场卫生应急处置工作总结报告、相关文字、影像等资料。

二、卫生应急队伍响应流程

(一)卫生应急队伍集结

应急队伍按规定加强日常值班,保持应急通讯联络的畅通,接到有关核事故、辐射事故的报告或通知,卫生应急的请求或指令后,立即汇报并了解核实下列信息并做好书面记录:

(1)事故发生的地点和可能受到影响的地区。

(2)事故的发生时间、发现人、报告人或机构的信息。

(3)事故的类型和性质,可能涉及的核设施的情况,放射源的类型和活度,是否有放射性物质释放到环境中。

(4)受害者的数目及身体状况。

(5)人员受到照射的类型和程度:公众、工作人员还是患者?外照射、外污染或内污染、复合照射和损伤。

(6)进行了哪些人员登记、采样、剂量估算、诊断、医学干预。

(7)其他任何必要的信息。

以上信息有助于确定应急队的人员和携带有关装备的类型及有针对性地进行出发前的准备。

具体核和辐射事故信息表见表7-2。

表 7-2　具体核和辐射事故信息表

执行者： 响应启动人员	工作单 3-1 事故登记表 Part 2	编号： 1/2

源的细节 放射性核素/活度： 密封：□ 胶囊　□ 薄片　□ 笔状　□ 其他 非密封：□ 液体　□ 气体　□ 固体　□ 粉末 发生器：　　　Kv　　　　　mA	位置类型 设施:制造 实验室:类型 办公室:功能 公众位置：
设备类型 □ 诊断用 X 射线　　□ 射线 □ 兽医用 X 射线　　□ 非密封源 □ 远距离放射治疗　□ 烟雾探测器 □ 近距离放射治疗　□ 静电清除器 □ 核医学　　　　　□ 实验室用密封源 □ 行李检查　　　　□ 当量检查 □ γ 辐射照相　　　□ 放射性废物 □ X 射线照相　　　□ 示踪物 □ 辐照器　　　　　□ 矿物处置 □ 测厚仪　　　　　□ 废旧金属再循环 □ 水平测量仪　　　□ 其他(请说明) □ 密度/温度计　　　□ 未知	应急性质 □ 发现源 □ 发现污染 □ 没有屏蔽的源 □ 损坏的源 □ 丢失源 □ 实验室溢出 □ 运输 □ 放射性弥散 □ 非法贸易 □ 其他(请说明) □ 未知
如何发现的	现有的状态 通道是否已控制?　　　□ 是 　　□ 否 预防照射的行动：
追踪 已知源是安全的上一次时间： 源来自何处： 源的业主：	放射危害(M—可能有的话) □ 大的辐照剂量　　　　M □ 吸入危害　　　　　　M □ 受污染的限制区　　　M □ 释放到环境　　　　　M □ 弥散的可能性　　　　M
常规危害(M—可能有的话) □ 火灾　　　　　　M □ 爆炸　　　　　　M □ 化学品　　　　　M □ 蒸气,烟雾　　　　M □ 其他(请说明)　　M	医学响应(N 数量,M 可能有) 受伤人员　　　N;_____ M 死亡　　　　　N;_____ M 受照人员　　　N;_____ M 受污染人员　　N;_____ M

续表

对监测的要求(M—可能有的话) 爆炸性空气　　M　静电的　　　M 射频　　　　　M　水　　　　　M □ 其他(请说明)　　　　　　　M	其他资料(如运输标志细节、剂量率测量、污染水平、天气详细情况) 签字 _____

（二）应急队伍的准备与召集

卫生应急组织在接到有关事故报告或通知、卫生应急的请求或指令后，按照国家有关规定和应急计划启动卫生应急响应程序，通知应急队队员、指挥协调人员、后勤保障人员等进入卫生应急状态。各应急人员按照分工准备好放射性检测仪器设备、医疗急救设备和药品、个人剂量计、有关资料和记录表格、碘片以及必要的通信器材等，乘坐队员运输车，立即出发开赴现场待命。

现场应急的基本任务包括如下：

（1）现场救护，抢救伤员。尽快将伤员撤离事故（事件）现场，并进行相应的医学处理；对伤情重、危及生命的伤员应优先进行紧急处理。伤员应急处置平台配有洗消帐篷、处置帐篷。

（2）初步估计人员受照剂量，设立临时分类站，进行初步分类诊断和处理；必要时及早使用稳定性碘和（或）抗辐射药品。

（3）对人员进行放射性体表污染检查和初步去污染处理，并注意防止污染扩散；对开放性污染伤口去污后可酌情进行包扎。

（4）初步判断人员有无放射性核素体内污染，必要时及早采取阻吸收和促排措施。

（5）尽可能收集、留取可估计人员受照剂量的物理样品和生物样品。

（6）采集食品和饮用水样品，进行放射性核素水平分析评估，为公众的饮水食品提供数据。这一工作由辐射监测组人员负责，食品和饮用水监测车（装载快速采样、核素分析、数据处理和演示等重要模块）完成。

（7）根据初步分类诊断，提出伤病员后送的建议，尽快将中度以下急性放射病、放射复合伤和体内、伤口有放射性物质污染的人员，以及现场救护中不能处理的其他非放射损伤人员送到二级医疗救治（地方救治）单位；必要时将中度以上急性放射病、放射复合伤和严重内污染人员，直接送到三级医疗救治（专科救治）单位。

（8）对发生突发事件的医学和公共卫生学后果进行初步的评估，提出必要的去污染和防止人群受到进一步辐射照射的建议和推荐的行动，提出公共卫生方面的建议。

参加现场救护的各类人员应穿戴个人防护用具,视现场剂量率大小,必要时应采取轮换作业和使用抗辐射药品。

卫生应急队共配备核辐射卫生应急通信车、伤员处置车、快速搜源、现场食品饮水监测车等四大平台,装备了 MDS 放射性搜源系统、高气压电离室、场所辐射监测仪、中子当量仪、多用途 γ/β 巡测仪、β/γ 表面污染监测仪、α/β 表面污染监测仪、大流量空气采样系统、碘采样系统、便携式食品和饮用水计数器、核素甄别仪、现场综合采样装备等。

在应急车辆和队员到达现场后,首先通过食品饮水监测车上装备的高气压电离室在线监测外围外照射剂量率水平,进行现场分区及其标记,必要时可派单兵携带场所辐射监测仪等仪器开展监测。

根据不同区域的辐射水平监测结果,将事故现场划分为控制区、监督区和非限制区,如图 7-2 所示。采取此对策可减少放射性核素由污染区向外扩散,并避免进入污染区而受照射。可在巡测仪器读数为 100 μSv/h 的地方布设安全界线。除非有救治生命和(或)防止灾难恶化的需要,不要接近剂量率超过 10 mSv/h 的区域。在安全界线外布设警戒界线,以保证公众不妨碍应急响应人员的工作。

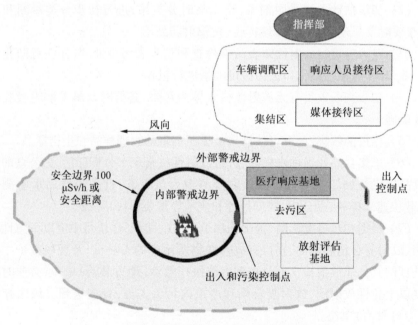

图 7-2　核和辐射突发事件现场分区和控制点设置

控制区：事故污染现场中心地域，用红线将其与其外的区域分隔开来，在此区域救援人员应当装备防护用具以避免或减少污染或受到照射，并在边界处建立评估、出入和污染控制点。

监督区：控制区以外的区域，以黄色线将其与其外的区域分隔开来，此线也称为洗消线，所有出此区域的人员应当在此线上进行洗消处理；在此区域的人员要穿戴适当的防护装备避免污染。外边界处设立辐射警示标志并建立出入控制点。

非限制区：监督区以外的区域，患者的现场抢救治疗及指挥机构设在此区。控制出入的最好办法是使用实体屏障。放置这类实体屏障需要考虑当地情况和可减少照射的程度。警戒区域的出入应通过建立的控制点，控制点作为应急人员的集合点，同时也是辐射控制站。

（三）核事故和辐射事故卫生应急行动响应流程

核事故和辐射事故卫生应急行动响应流程见图 7-3、图 7-4。

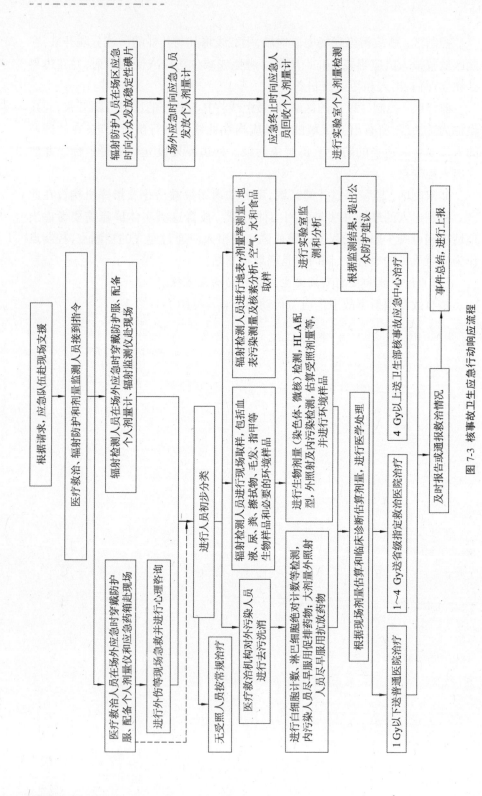

图 7-3 核事故卫生应急行动响应流程

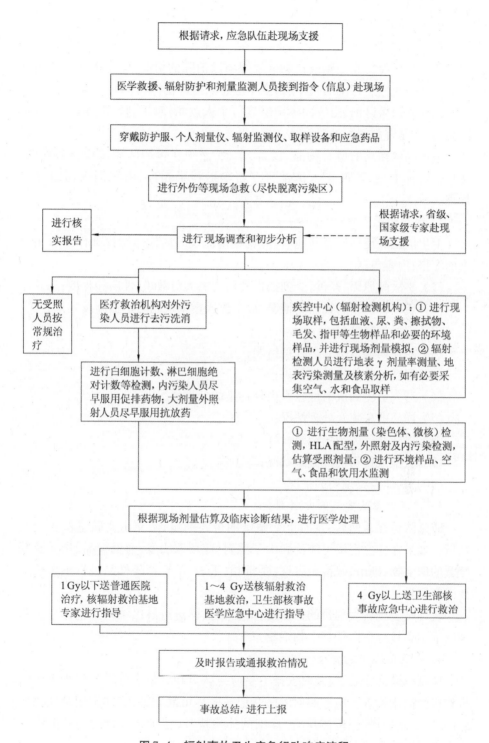

图 7-4 辐射事故卫生应急行动响应流程

（四）应急响应行动的终止

1. 终止应急行动

核事故已经得到控制或辐射事故源项已消除的情况下，在得到应急指挥中心宣布终止应急行动的指令后，卫生应急队可终止行动。

在离开污染区前，由表面污染组进行个人监测，对手、脸、头发、鞋要特别注意，其次是臀部、膝、袖口等处。

由污染区撤离的所有物品、设备、车辆，必须在缓冲区经过检查和处理，达到去污标准后，才能带入清洁区。若辐射污染超标，由洗消去污组进行处理。

2. 现场情况汇报

卫生应急队返回后方基地后，对现场情况及时向应急指挥部作出口头及书面汇报，内容包括：

（1）事故的原因、经过，受到损伤和污染的人员数量、性质和程度；

（2）现场辐射核污染监测情况，对工作人员采取的防护措施及效果；

（3）现场控制情况；

（4）对损伤人员的分类处理情况；

（5）现场急救措施及其效果；

（6）对人员受到放射性核素内外污染的处理情况；

（7）样品的采集及处理情况；

（8）提交必要的现场记录；

（9）队伍成员目前的健康状况；

（10）其他需要说明的情况。

3. 核实应急队成员的受照剂量

应急队员在返回后，及时上交佩戴的个人剂量计，交由实验室核实受照剂量。如果在应急现场可能受到中子照射，应留取头发、血液样品、指甲及其佩戴的珠宝物、硬币、眼镜金属框、腰带扣、手表、羊毛衫等样品进行感生放射性活度测量。

若怀疑受到较大剂量的外照射，应留取血样进行淋巴细胞染色体分析和淋巴细胞微核分析以估算生物剂量。

4. 应急队成员的健康检查和评估

应急行动终止后，应及时安排卫生应急队员和其他应急人员到指定医疗机构接受健康检查。应急照射的医学记录应尽可能完整，应详细记录应急照射的经过、防护情况、机体反应、详细的体格检查，在检查项目的基础上结合个人剂量监测等情况，作出健康评估。

5. 后期评估总结

核和辐射事故处理结束后,参与处置的各级技术支撑机构根据自身工作内容,在 10 个工作日内将事故应急处理及评估报告报同级卫生计生行政部门。重大或特别重大核和辐射事故的处理及评估报告上报国家卫生计生委,抄送国家卫生计生委核事故医学应急中心。

放射工作人员的职业健康管理

职业健康管理制度是《职业病防治法》建立的主要制度之一，是落实用人单位的义务、实现劳动者权利的重要保障。放射工作人员是指在放射工作单位从事放射职业活动中受到电离辐射的人员。依法对放射工作人员实行健康管理是辐射防护制度的重要组成部分，是减少职业性放射性疾病发生的必要手段之一，有利于保障劳动者的健康权益，贯彻预防为主的方针，减少经济损失和社会负担。加强对放射工作人员就业前和在职时的管理力度及健康检查监督也是放射工作安全的根本保证。

放射工作人员职业健康管理的范畴包括放射工作人员证制度、职业性放射性疾病的诊断和鉴定、工作人员防护知识培训、个人剂量监测与管理、职业健康监护。

放射工作人员指在全日、兼职或临时工作中，受到超过放射性豁免水平照射的人员。除了国家有关法规和标准所排除的照射以及根据国家有关法规和标准予以豁免的实践或源所产生的照射以外，工作人员在其工作过程中所受的所有照射称职业照射。

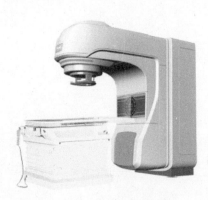

图 8-1　医用加速器示意图

据 IAEA 和 WHO 报告，全世界生产的放射性同位素约 80%～90% 用于医学目的，医用加速器（图 8-1）占全世界加速器总数的一半。全世界放射工作人员大约 75% 在医务界。随着医用辐射日益广泛普及，我国的医学放射工作人员达 10 多万人。

根据国内分类办法,我国把职业照射分为五类,分别为核燃料循环1(A ~ G)、医学应用2(A ~ F)、工业应用3(A ~ H)、天然源4(A ~ F)、其他5(A ~ C),见表8-1。

表8-1 职业照射分类及代码

照射源	职业照射分类及代码
核燃料循环	铀矿开采1A、铀矿水冶1B、铀的浓缩和转化1C、燃料制造1D、反应堆运行1E、燃料后处理1F、核燃料循环中的研究活动1G
医学应用	诊断放射学2A、牙科放射学2B、核医学2C、放射治疗2D、介入放射学2E、辐射其他医学应用2F
工业应用	辐照应用3A、工业探伤3B、发光涂料工业3C、同位素生产3D、测井3E、加速器3F、辐射工业仪表3G、其他3H
天然源	民用航空4A、煤矿开采4B、其他矿藏开采4C、石油和天然气工业4D、矿物和矿石处理4E、其他4F
其他	教育5A、兽医学5B、科学研究5C、其他5D

第一节 放射工作人员职业健康管理的法律依据

放射工作人员职业健康管理的法律依据主要包括:

一、《职业病防治法》

第二条 本法适用于中华人民共和国领域内的职业病防治活动。本法所称职业病,是指企业、事业单位和个体经济组织(以下统称用人单位)的劳动者在职业活动中,因接触粉尘、放射性物质和其他有毒、有害物质等因素而引起的疾病。

第十八条 国家对从事放射、高毒等作业实行特殊管理。具体管理办法由国务院制定。

第二十三条第二款 对放射性工作场所和放射性同位素的运输、贮存,用人单位必须配置防护设备和报警装置,保证接触放射线的工作人员佩戴个人剂量计。

二、《放射性同位素与射线装置安全和防护条例》

第二十八条第1款 生产、销售、使用放射性同位素和射线装置的单位,应当对直接从事生产、销售、使用活动的工作人员进行安全和防护知识教育培训,并进行考核;考核不合格的,不得上岗。

第二十九条 生产、销售、使用放射性同位素和射线装置的单位,应当严格按照国家关于个人剂量监测和健康管理的规定,对直接从事生产、销售、使用活动的工作人员进行个人剂量监测和职业健康检查,建立个人剂量档案和职业健康监护档案。

三、《放射诊疗管理规定》

第二十二条 放射诊疗工作人员应当按照有关规定佩戴个人剂量计。

第二十三条 医疗机构应当按照有关规定和标准,对放射诊疗工作人员进行上岗前、在岗期间和离岗时的健康检查,定期进行专业及防护知识培训,并分别建立个人剂量、职业健康管理和教育培训档案。

四、《放射工作人员职业健康管理办法》

该办法是一部关于放射工作人员职业健康管理的专门的法律规章。为保障放射工作人员的职业健康与安全,根据《中华人民共和国职业病防治法》和《放射性同位素与射线装置安全和防护条例》制定。

第二节 放射工作人员的从业条件

《放射工作人员职业健康管理办法》规定放射工作人员上岗前,所在地县级以上地方人民政府卫生行政部门为其申请办理《放射工作人员证》,取得《放射工作人员证》后方可从事相应的放射工作。

开展放射诊疗工作的医疗机构,向为其发放《放射诊疗许可证》的卫生行政部门申请办理《放射工作人员证》。

开展射线装置的生产、使用和维修以及非医用加速器运行、辐照加工、射线探伤和油田测井等活动的放射工作单位,向所在地省级卫生行政部门申请办理《放射工作人员证》。

其他放射工作单位办理《放射工作人员证》的规定,由所在地省级卫生行政部门结合本地区实际情况确定。

《放射工作人员证》的格式由国家卫生计生委统一制定。

放射工作人员上岗的基本条件是:

(1)年满18周岁;

（2）经职业健康检查,符合放射工作人员的职业健康要求;

（3）放射防护和有关法律知识培训考核合格;

（4）遵守放射防护法规和规章制度,接受职业健康监护和个人剂量监测管理;

（5）持有《放射工作人员证》。

第三节 放射工作人员的防护知识培训

放射工作人员除掌握扎实的专业知识外还必须拥有基本的辐射防护基本知识,因此接受放射防护培训是放射工作人员上岗前培训和在职培训必不可少的部分。《放射性同位素与射线装置安全和防护条例》(国务院令第449号)第二十八条:生产、销售、使用放射性同位素和射线装置的单位,应当对直接从事生产、销售、使用活动的工作人员进行安全和防护知识教育培训,并进行考核;考核不合格的,不得上岗。

《放射工作人员的职业健康管理办法》中规定用人单位组织本单位的放射工作人员接受放射防护培训,制订并实施培训计划,为培训提供必要的专项经费和时间,建立并按照规定的期限妥善保存培训档案。放射工作人员放射防护培训档案应当包括各次培训中的课程名称及培训时间、考试或考核成绩等资料。

放射工作人员上岗前、调换工作岗位前应接受放射防护培训,考核合格方可参加相应的工作。上岗后应每两年接受一次再培训和再考核。上岗前的培训时间一般4天,再培训时间不少于2天。

放射防护培训由省级卫生行政部门指定的单位承担,用人单位可会同培训单位共同制订培训计划,培训包括电离辐射基本知识、作用于人体的电离辐射来源、内照射和外照射的防护原则与基本措施、放射性废物的处理与管理、辐射监测技术、电离辐射的应用、开放源与密封源的使用注意事项与监督管理、放射性污染与环境保护、国家与地方相关的放射卫生管理法规、放射卫生监督以及放射性职业病相关知识等《医学放射工作人员的卫生防护培训规范》GBZ/T149—2002、《辐射安全培训规定》GB11924—1989规定的内容,考核必须合格。

一、医学放射工作人员辐射防护培训规范

医学放射工作人员就业前必须接受放射防护培训,并经考核合格之后才

有资格参加相应的工作。医学院校学生进入与放射工作有关的专业实习前，应接受放射防护知识培训。各类医学放射工作人员就业后应定期接受再培训。

防护培训的目的是为了提高各类医学放射工作人员对放射安全重要性的认识，增强防护意识，掌握防护技术，最大限度地减少不必要的照射，避免事故发生，保障工作人员、受检者与患者以及公众的健康与安全，确保电离辐射的医学应用获取最佳效益。

防护培训的基本要求：对电离辐射医学应用的利与害有正确的认识，防止麻痹思想和恐惧心理；了解有关放射防护法规和标准的主要内容，掌握放射防护基本原则；了解、掌握减少工作人员、受检者与患者所受照射剂量的原理和方法，以及有关防护设施与防护用品的正确使用方法；了解可能发生的异常照射及其应急措施。

防护培训应根据培训对象的具体情况及其工作性质采取相应方式，如课堂教学、现场实习和个人学习等。并注意充分利用各种音像教材。培训时间长短视实际情况酌定。课堂教学可以基础知识为主，较系统讲授共同性内容；也可以某方面专题为内容举办培训班。现场实习以实际操作为主，侧重培养学员掌握防护技能。个人学习应由所在单位负责组织并选择合适教材，提出统一要求，各人自行安排。对医学放射工作人员的放射防护培训情况应建立档案，记录他们的技能水平、受训课程、考核成绩等。

防护培训内容包括基本防护知识和专题防护培训课程。基本防护知识包括：① 原子核结构和放射性衰变；② 电离辐射的特点及其与物质的相互作用；③ 电离辐射量与单位；④ 天然与人工电离辐射源；⑤ 放射生物效应；⑥ 放射性物质的摄入、代谢与促排；⑦ 放射防护的目的和任务；⑧ 放射防护标准；⑨ 放射防护法规；⑩ 职业性照射与工作人员防护；⑪ 医疗照射的质量保证与患者防护；⑫ 内、外照射的防护；⑬ 物体表面放射性污染的清除；⑭ 安全操作技术；⑮ 放射防护设施和辅助防护用品；⑯ 个人剂量监测；⑰ 场所与环境防护监测；⑱ 辐射事故及其处理；⑲ 放射损伤防治及放射工作人员的健康管理；⑳ 放射性废物处理。

专题防护培训课程分为医用诊断 X 射线、操作非密封放射源和放射治疗三部分：

（一）医用诊断 X 射线工作人员的放射防护培训课程

医用诊断 X 射线设备工作原理；X 射线诊断技术的发展；X 射线设备的防护性能及其监测方法；医用诊断 X 射线卫生防护标准及有关防护管理法规；附加防护设备与辅助防护用品；工作人员的防护；受检者的防护；X 射线诊断

的质量保证;特殊类型 X 射线检查的防护;事故预防及处理。

（二）操作非密封放射源工作人员防护培训课程

放射性药物;放射性核素发生器;放射性物质的开瓶与分装;放射性物质的运输和保存;放射性废物处理;内照射防护;外照射防护;工作人员和受检者与患者的防护;防护监测、内照射剂量估算;核医学的质量保证;防护设备和防护用品;有关防护标准与防护管理法规;污染的预防和清除;事故预防及处理。

（三）放射治疗工作人员的放射防护培训课程

放射治疗源;放射治疗设备工作原理;放射治疗设备的防护性能及其监测方法;放射治疗的物理基础和放射生物学基础;肿瘤放疗定位技术;肿瘤放射治疗剂量;放射治疗的质量保证;有关防护标准与防护管理法规;工作人员的防护;患者的防护;事故预防及处理。

二、辐射防护技术人员的资格要求

辐射防护技术人员是放射工作单位辐射防护的骨干与支柱,按其所从事的实际工作领域涉及:放射性地质矿冶系统;核燃料元件加工制造和铀富集系统;核动力厂及反应堆;乏燃料处理系统;加速器;放射性同位素生产和应用及其他射线装置;放射性废物贮存和处置;其他领域。

（一）初级辐射防护技术人员应掌握的基础知识

（1）辐射的特点及其生物学效应　放射性及其度量单位;射线与物质的相互作用;辐射对人体的影响;日常生活中遇到的辐射照射。

（2）辐射安全与防护法规和标准　常用法规的主要内容;国家基本标准;有关专业标准;豁免和最小可忽略量的概念。

（3）内外照射防护的一般方法　辐射防护三原则;辐射场强度的简单计算;时间、距离、屏蔽防护的简易计算;外照射源操作注意事项;射线装置的辐射源及其特点;非密封放射性工作场所选址、分级及其要求;废物处理;个人防护措施。

（4）辐射防护监测　工作场所和环境监测的一般内容与要求;常规仪表使用的注意事项;个人剂量监测及评价的一般方法。

（5）事故管理　事故分类和分级;事故处理的一般原则。

（二）中级辐射防护技术人员应掌握的基础知识

（1）辐射安全与防护法规和标准　确定基本标准中几项限值的主要依据,相对危险度范围;计算导出限值的方法梗概;有关限值之间的主要关系;放射性物质和放射源的管理办法,射线装置管理办法,"三废"管理办法等;工作人员的健康管理;辐射危害与可接受性概念。

（2）剂量学　外照射剂量的估算、有效剂量的计算;放射性物质摄入量的估算及体内滞留量的确定方法;由摄入量计算有效剂量的一般方法。

（3）辐射防护方法　各种形状 β、γ、中子辐射源辐射场强度的计算;屏蔽材料的选择和屏蔽厚度的计算;非密封放射性物质操作场所设计建造要求;非密封放射性物质操作中的辐射防护措施,污染控制技术;设备和人体的放射性污染去污剂与去污原则。

（4）辐射防护监测　操作密封源和非密封放射性物质场所辐射防护监测方案的设计;个人剂量监测方案的设计;环境监测的介质与取样一般要求;各项监测结果可靠性的初步判断。

（5）辐射防护评价　工作场所辐射安全初步评价;环境影响初步评价;辐射防护最优化分析和判断;风险分析概念。

（6）辐射事故管理　辐射事故分类分级及报告程序;辐射事故处理的一般原则;辐射事故的应急计划与准备。

第四节　个人剂量监测与管理

个人剂量监测是指利用工作人员个人佩带剂量计所进行的测量,或是测量在他们体表、体内或排泄物中放射性核素的种类和活度以及对这些测量结果的解释。监测目的首先为得到有效剂量的评价,需要时获得受到有意义照射的组织中当量剂量的评价,以说明符合管理要求和法规的要求;其次是为控制操作和设施的设计提供信息;第三为在事故过量照射的情况下为启动和支持适当的健康监护和治疗提供有价值的信息。

一、个人剂量监测的内容和分类

个人剂量监测包括外照射个人监测、内照射个人监测和皮肤污染的个人监测。外照射监测可通过工作人员胸前戴的个人剂量计或报警式个人剂量仪来实现(图 8-2);内照射监测可通过全身计数器体外测量或通过生物样品分析来估算;体表和衣服表面污染可用 α/β 表面污染

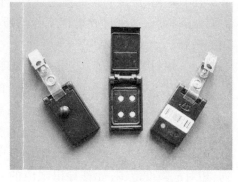

图 8-2　放射工作人员佩戴的个人剂量计

仪进行测量,也可用个人剂量计来监测(图8-2)。

从监测时机可分为正常工作状态下监测和异常照射剂量监测,异常照射剂量监测主要指事故和一般应急照射剂量监测。对于在辐射事故中受到照射或受到污染的人员,可采用个人剂量计、模拟测量、生物样品分析等方法尽快地估算其受照剂量,以利确定受照的严重程度。对于应急照射人员除在身体不同部位佩戴个人剂量计外,还应佩戴报警式个人剂量仪,以保证在应急照射时受到的照射剂量不超过规定的限值。

二、个人剂量监测方法

(1)只接受外照射的人员,在左胸前暴露部位佩带一枚个人剂量计。可能受较大剂量照射的部位也应佩带个人剂量计;

(2)在几种照射都不能忽略的复合照射场中,工作的人员应佩带多种辐射组合式个人剂量计;

(3)在中子剂量有可能超过γ或X线剂量的10%的γ射线和中子混合场中,工作人员应佩带能测γ或X线和中子剂量的组合式个人剂量计;

(4)在均匀照射场中,工作人员应在身体主要器官相应的体表部位佩带个人剂量计,或对照射场进行特殊监测;

(5)应急照射人员应佩带直读式或报警式个人剂量计;

(6)空气污染监测时,取样器应放在距地面1.5 m(立位工作时)或1 m(坐位工作时)的位置;

(7)内照射监测时,一般可收集排泄物进行分析。有条件的单位可用体外直接测量法监测γ放射性核素;

(8)外照射个人剂量计的测读周期一般为30天,也可视情况缩短或延长,但最长不得超过90天;

(9)在常规情况下监测表面污染时,测量α污染的探头离污染表面的距离不得超过0.5 cm,测量β污染的探头离污染表面的距离以2.5 cm~5.0 cm为宜,且探头移动速度应与使用仪器的要求一致。局部皮肤表面污染监测时,应取大约100 cm² 面积上的测量均值作为剂量评价的依据。

三、个人剂量监测的原则与评价

根据《电离辐射防护与辐射源安全基本标准》(GB18871—2002)要求,放射性用人单位应负责安排工作人员的职业照射监测和评价。对职业照射的评价主要应以个人监测为基础。

(1)对于任何在控制区工作的工作人员,或有时进入控制区工作并可能受到显著职业照射的工作人员,或其职业照射剂量可能大于 5 mSv/a 的工作人员,均应进行个人监测。在进行个人监测不现实或不可行的情况下,经审管部门认可后可根据工作场所监测的结果和受照地点和时间的资料对工作人员的职业受照情况做出评价;

（2）对在监督区或只偶尔进入控制区工作的工作人员,如果预计其职业照射剂量在 1 mSv/a ~ 5 mSv/a 范围内,则应尽可能进行个人监测。应对这类人员的职业受照进行评价,这种评价应以个人监测或工作场所监测的结果为基础;

（3）如果可能,对所有受到职业照射的人员均应进行个人监测。但对于受照剂量始终不可能大于 1 mSv/a 的工作人员,一般可不进行个人监测;

（4）应根据工作场所辐射水平的高低与变化和潜在照射的可能性与大小,确定个人监测的类型、周期和不确定度要求;

（5）用人单位应对可能受到放射性物质体内污染的工作人员（包括使用呼吸防护用具的人员）安排相应的内照射监测,以证明所实施的防护措施的有效性,并在必要时为内照射评价提供所需要的摄入量或待积当量剂量数据。

四、个人剂量监测管理

（1）从事放射防护工作的机构和各放射工作单位应设专（兼）职人员做好个人剂量监测工作;

（2）接受监测的放射工作人员必须正确佩戴个人剂量计:在左胸前外上方铅围裙外面佩戴一枚个人剂量计,号码固定,不能擅自拆开,不能损坏,不能转借他人使用,不工作时不能将佩戴有个人剂量计的工作服挂在有射线的地方,按时更换剂量计;

（3）各监测机构应对所有受监测的人员建立个人剂量档案,各地放射防护机构和放射单位应根据监测机构的监测结果报告建立个人剂量档案,并终身妥善保存。放射工作人员调动时,其在本单位的个人剂量档案应随其人事调动而转往调入单位;

（4）当放射工作人员的年受照剂量小于 5 mSv 时,只需记录个人监测的剂量结果。当放射工作人员的年受照剂量达到或超过 5 mSv 时,除应记录个人监测结果外,还应进一步进行调查。当放射工作人员的年受照剂量大于年限值 20 mSv 时,除应记录个人监测结果外,还应估算人员主要受照器官或组织的当量剂量;必要时,尚需估算人员的有效剂量,以进行安全评价,并查明原因,改进防护措施。

第五节　职业健康监护管理

职业医学的三个主要目标：① 评估工作人员的健康状况；② 确定工作人员在特殊工作条件下从事预定任务的适任性；③ 提供用于事故情况下暴露于特定危险物或职业病的基础资料。放射工作人员健康监护的进一步目标是：提供可用于意外受照或发生职业病的场合，和用于就工作人员所受到的或可能受到的任何放射危险向工作人员提供专业咨询的信息基线，并支持对受到过量照射工作人员的治疗。

职业健康检查机构应具备：① 持有《医疗机构执业许可证》；② 应由省级以上人民政府卫生行政部门批准，并在《医疗机构执业许可证》上注明获准开展的医疗性职业卫生服务项目（职业健康检查）；③ 有规定数量的具有执业医师资格的职业卫生医师。

负责职业健康监护的医生必须具有执业医师资格的合格医生；熟悉放射卫生防护与放射性疾病诊断标准以及相关法规的要求；具有辐射生物学知识；熟悉用于保护工作人员的预防措施和程序；丰富的放射防护实践经验。

放射工作人员的职业健康检查包括上岗前、在岗期间、离岗时和应急（或事故）照射的健康检查。

一、上岗前体检

就业前体检的对象是指准备进入放射工作岗位长期从事放射工作的人员，以及预计临时或短期参加放射工作的人员。就业前体检的目的是：

（1）挑选合格人员进入放射工作岗位；

（2）避免不满18周岁的人员和有放射禁忌证或不适应证人员进入放射工作岗位；

（3）获得记录完整、准确的个人健康状况的基础资料；

（4）为职业健康管理、职业病管理及远后效应评价提供客观依据。

上岗前医学检查是放射工作人员健康检查的重要部分，是放射工作人员健康监护的基础资料，必须全面系统、仔细、准确地询问和检查并详细记录，为就业后定期或意外事故等检查作对比和参考。

因此，拟从事放射工作的人员必须在上岗前到有职业性健康体检资质的机构进行放射工作人员职业健康体检。体检内容包括医学史的询问，特别是先前的辐照史和各种毒物接触史的调查；内科、眼科及皮肤科体格检查；血液及尿液常规检查;外周血淋巴细胞染色体畸变分析和(或)外周血淋巴细胞微核分析;胸部 X 线摄影、心电图、腹部 B 超等检查;以及根据工作和健康情况,由负责医师提出的其他有关检查。

二、在岗期间健康检查

在岗期间健康检查的对象是指对已从事放射工作的人员进行的定期例行医学检查,其目的是:

(1) 检查与评估放射工作人员的身体健康状况;

(2) 及时发现职业放射损伤,采取必要的措施;

(3) 及时发现职业不适应证或其他疾病,进行必要的处理;

(4) 评价防护条件和措施的安全可靠程度,提出对防护现状的肯定或改进意见。

职业性健康体检机构按照放射工作人员体格检查表健康检查的内容全面进行,并逐项做好记录。

检查内容分为一般检查内容和特殊检查内容。一般检查内容包括:

(1) 年龄、性别、婚姻、生育情况、个人生活史等一般情况;

(2) 以往患病情况及药物过敏史;

(3) 从事有毒有害作业的职业史;

(4) 临床内科、外科、眼科、皮肤科、神经精神科等;

(5) 血液、尿粪便常规和肝功能等。

对于放射工作人员还应根据其接触射线种类及暴露情况选择特殊检查项目:

(1) 对接触 X 线、γ 射线及中子外照射的放射工作人员要做眼晶体的检查;

(2) 对从事非密封放射性物质操作的工作人员,根据接触的放射性核素在人体内代谢的特点,做紧要器官功能检查,并可进行生物样品的监测,必要时,用体外计数法测定全身或部分器官的放射性;

(3) 血液学检查包括白细胞总数及分类、血红蛋白含量、红细胞及血小板计数,必要时进行微循环、内分泌功能、免疫功能、淋巴细胞微核及染色体畸变、细胞遗传学检查;

(4) 对在事故中受到照射的男性应增加精液的常规检查;

(5) 根据需要可进行皮肤、毛发、指甲、血和尿生化、痰涂片的细胞学检查等。

就业后体检的频度为两年一次,必要时可适当增加检查次数。就业后体检要求同就业前,检查结果应与就业前进行对照、比较,以便判定是否适应继续从事放射工作,或需调整做其他工作。事故或应急照射的医学记录应尽可能完整,应详细记录应急照射的经过、防护情况、机体反应、详尽的体格检查,并在在岗期间定期检查项目的基础上,可结合个人剂量监测或生物、物理剂量估算和临床表现等具体情况,适当增加必要的有针对性的检查项目。

三、离岗时健康检查

离岗时健康检查的主要目的是了解工作人员离开工作岗位时的健康状况,以分清健康损害的责任,特别是依据有关法律所要承担的民事赔偿责任。检查项目基本与在岗期间检查项目相同,进行系统全面的健康检查,同时根据工作人员的病史,症状及体征、职业照射记录、接触放射线或放射性同位素的类型、方式及靶器官的不同,检查时要侧重于不同的项目,以评价工作人员在离开工作岗位时的健康变化是否与职业危害因素有关。

四、医学追踪

从职业病防治管理的角度来看,职业健康检查的内容还应当包括离岗后和受到过量照射的工作人员的医学追踪观察。辐射的健康危害效应有许多是远期的,损害是缓慢的,甚至在离开辐射作业环境数年或数十年以后才出现,例如放射性白内障、慢性放射病、放射性肿瘤等。

《放射工作人员职业健康管理办法》规定,对从事过放射工作,凡属于下列情况之一者,应每两年对其观察一次:

从事放射工作累计工龄 20 年以上或放射性核素摄入量是年摄入量限值的 2 倍以上;

铀矿工在一年内氡子体累计暴露量在 100 个工作水平月以上;

一次或几天内的照射当量剂量在 0.1 Sv 以上;

一年全身累计照射当量剂量在 1.0 Sv 以上;

确诊的职业性放射病患者。

必须对受到过量照射的工作人员的辐射远期随机性效应(包括致癌效应和遗传效应)与确定性效应进行长期医学随访。

五、职业健康检查结果及处理

职业健康检查机构出具的职业健康检查报告应当客观、真实,并对职业健康检查报告负责。体检机构应当自体检工作结束之日起 1 个月内,将体检结果书面告知用人单位,有特殊情况需要延长的,应当说明理由,并告知用人单位。发现健康损害或者需要复查的,体检机构除及时通知用人单位外,还应当及时告知劳动者本人。

体检机构必须根据受检者的职业健康检查结果提出处理意见:

上岗前放射工作的适任性意见可提出:① 可以从事放射工作;② 或不应(或不宜)从事放射工作。上岗后放射工作的适任性意见可提出:① 可继续原放射工作;② 暂时脱离放射工作;③ 不宜再做放射工作而调整做其他非放射工作。未完全恢复的放射性疾病(指就业后)患者不应从事放射工作;以前接受过5倍于年剂量限值照射的放射工作人员,不应再接受事先计划的特殊照射。发现疑似职业病患者应当按规定向所在地卫生行政部门报告,并通知用人单位和劳动者。

根据《放射工作人员健康标准》(GBZ 98—2002),对放射工作人员健康要求总的原则是,放射工作人员必须具备在正常、异常和紧急情况下,都能准确无误地、安全地履行其职责的身体和心理健康以及体质能力,不至于引发导致危害公众安全和健康的误操作。

剂量未达到确定性效应的过量照射并不影响工作人员继续从事放射工作的适任性,医生应向工作人员说明随机性效应危险性增加的水平。

如果证明事件是由工作人员自身不负责任的行为所致,则应在其回到工作岗位之前进行再培训,并慎重考虑其从事相关工作是否恰当。

受到内污染者在进行充分的剂量估算之前不应恢复放射性工作。

《放射工作人员健康标准》(GBZ 98—2002)规定:未完全恢复的放射性疾病(指就业后)患者不应从事放射工作;

以前接受过5倍于年剂量限值照射的放射工作人员,不应再接受事先计划的特殊照射。

六、放射工作人员的健康要求

放射工作人员必须具有正常、异常和紧急情况下能正确、安全地履行其职责的健康条件。《放射工作人员的健康标准》(GBZ98—2002)规定了放射工作人员健康标准的基本要求和特殊要求。放射工作人员健康要求为:

(1)血象指标

男:血红蛋白 120 g/L～160 g/L,红细胞数(4.0～5.5)×10^{12}/L;

女:血红蛋白 110 g/L～150 g/L,红细胞数(3.5～5.0)×10^{12}/L;

就业前白细胞总数(4.5～10)×10^9/L,血小板数(100～300)×10^9/L;

就业后白细胞总数(4.0～11)×10^9/L,血小板数(90～300)×10^9/L。

高原地区应参照当地正常范围处理。

（2）无严重的呼吸系统、心血管系统、消化系统、造血系统、神经和精神系统、泌尿生殖系统、内分泌系统、免疫系统疾病。

（3）无严重的视听障碍，如高度近视、严重的白内障、青光眼、视网膜病变、色盲、立体感消失、视野缩小和严重的听力障碍等。

（4）无反复发作的良性肿瘤或恶性肿瘤有碍于工作。

（5）无严重的有碍于工作的残疾和先天性畸形及遗传性疾病。

（6）手术后功能恢复不影响正常工作。

（7）无放射性疾病或其他职业病等。

（8）无其他器质性或功能性疾病和未能控制的细菌性或病毒性感染疾病等。

七、职业健康监护档案

（一）放射工作人员的职业健康监护档案内容

对于放射工作人员，无论是就业前的健康检查，还是就业后的定期体检，尤其是接受应急照射或事故照射的医学检查资料，都要记录存档。放射工作人员的职业健康监护档案应由用人单位建立并终身保存。健康档案主要内容有：

（1）一般情况；

（2）既往患病、接触有毒有害作业史；

（3）婚姻、生育史；

（4）家族史；

（5）个人生活史；

（6）体格检查；

（7）实验室检查；

（8）诊断及处理情况；

（9）单位意见。

就业后定期体检档案还应包括：① 从事放射工作适应情况及工作年限；② 从事放射工作的种类及防护情况；③ 接受应急照射情况及照后身体反应；④ 受事故照射情况及照射后身体反应；⑤ 以往患病情况及医疗处理；⑥ 职业照射个人累积剂量。

（二）放射工作单位的责任

用人单位必须为本单位的劳动者建立职业健康监护档案，劳动者的职业健康监护档案，是涉及劳动者健康权益的重要资料，用人单位对职业健康监护档案负有妥善保管的责任,必须采取必要的措施,建立科学的、严格的管理制度,尽可能地配置适宜保存档案的专门库房和必要的设施,妥善地加以保存。

职业健康监护档案应有专人严格管理,职业健康监护档案管理必须遵守《档案法》等法规的有关要求。参照我国2003年4月1日起实施的《电离辐射防护与辐射源安全基本标准》对职业照射记录保存期限所作规定,建议职业健康监护档案的保存期限为:在工作人员年满75岁之前,应为其保存职业健康监护档案;在工作人员停止辐射工作后,其职业健康监护档案至少要保存30年。

劳动者在离开用人单位时,有权向用人单位索取本人的职业健康监护档案的复印件,用人单位要如实地、无偿地提供给劳动者,不得拒绝。

用人单位不能为了逃避责任,对职业健康监护档案进行篡改、伪造,加以隐瞒,提供虚假的职业健康监护档案;不能在劳动者索取职业健康监护档案复印件时,向劳动者提出不合理的要求或附加条件,甚至索要费用,进而刁难劳动者。

为了确认所提供的职业健康监护档案的效力,用人单位还应当在所提供的健康监护档案复印件上签字、盖章。

职业病诊断和鉴定需要用人单位提供健康监护档案时,用人单位应当如实提供。

放射工作单位停止涉及职业照射的活动时,应按卫生行政部门的规定,为保存工作人员的职业健康监护档案做出安排。

由于职业健康监护档案的资料来源主要是职业健康检查机构,职业健康检查机构也有义务提供职业病诊断有关的健康检查资料。职业健康检查机构和用人单位对涉及劳动者的个人隐私应当保密。

第六节 职业性放射性疾病的诊断与鉴定

一、职业性放射性疾病诊断的法律依据

职业性放射性疾病的诊断必须依据《中华人民共和国职业病防治法》、《职业病诊断与鉴定管理办法》的有关规定,按照《GBZ169—职业性放射性疾病诊断程序和要求》、《GBZ112—职业性放射性疾病诊断标准(总则)》、《GBZ/T156—职业性放射性疾病报告格式及内容》和有关职业性放射性疾病

诊断标准的要求。

二、职业性放射性疾病的诊断原则

职业性放射性疾病的诊断应遵循科学、公正、及时、便民的原则。依据受照史、照射途径、射线种类、照射部位、照射范围和受照剂量,结合临床表现、实验室检查结果,综合分析,作出诊断结论。

（1）需有职业照射或应急照射的受照史;

（2）受照剂量数据需来自其佩戴的个人剂量计及个人和工作场所剂量监测档案,必要时可参看可靠的剂量重建资料,其累积受照剂量需接近或达到各放射性疾病诊断标准中给出的剂量阈值,特别是属于确定性效应的放射性疾病;

（3）依据受照剂量（含剂量率）、临床表现、实验室检查结果,参考既往健康情况,并排除其他因素的影响,综合分析后作出诊断;

（4）需依据相应的职业性放射性疾病的诊断标准;

（5）根据《职业病防治法》第四十七条:没有证据否定职业病危害因素与病人临床表现之间的必然联系的,应当诊断为职业病;

（6）集体诊断和专家判定原则:个人和机构共同承担法律责任。

三、职业性放射性疾病的诊断依据

（1）劳动者从事放射性工作职业史和过量照射史,其他职业病危害因素接触史（包括在岗时间、工种、岗位、射线种类、名称和活度、其他职业病危害因素名称等）;

（2）职业健康检查结果和职业健康档案（复印件）;

（3）个人剂量监测档案、异常照射情况记录;

（4）工作场所放射性危害因素检测和评价资料;

（5）与诊断有关的其他资料和与辐射有关的特殊实验室检查结果等。

四、职业性放射性疾病的诊断机构的条件

从事职业性放射性疾病诊断的医疗卫生机构应具备以下条件:

（1）持有《医疗机构职业许可证》;

（2）具有相应的诊疗科目及与开展职业性放射性疾病诊断相适应的职业性放射性疾病诊断医师等相关医疗卫生技术人员;

（3）具有与开展职业性放射性疾病诊断相适应的仪器、设备;

（4）具有估算受照人员物理剂量和生物剂量的能力;

（5）生物学方法估算受照人员剂量的能力；

（6）具有健全的职业性放射性疾病诊断质量管理制度。

五、从事职业性放射性疾病诊断的执业医师应具备的条件

诊断人员须为执业医师且依法取得职业性放射性疾病诊断资格。从事职业性放射性疾病诊断的医师应具备的条件为：

（1）具有医师执业证书；

（2）具有中级以上卫生专业技术职务任职资格；

（3）熟悉职业病防治法律法规和职业性放射性疾病诊断标准；

（4）从事放射性疾病诊断、鉴定相关的专业工作3年以上；

（5）熟悉职业性放射性工作场所放射性有害因素监测、评价相关标准和管理规定；

（6）按规定参加职业性放射性疾病诊断医师培训，并考核合格。

六、职业性放射性疾病的诊断程序和要求

新修订的《职业病诊断与鉴定管理办法》更方便劳动者进行职业病诊断与鉴定。劳动者在诊断与鉴定过程中享有选择诊断机构就诊的权利、知情权、申请劳动仲裁的权利、异议申诉权利、选择鉴定专家权和隐私受保护权。劳动者依法要求进行职业病诊断的，职业病诊断机构应当接诊。

（一）职业性放射性疾病的诊断接诊

（1）劳动者或代理人可选择向用人单位所在地、本人户籍所在地或者经常居住地的具有职业性放射性疾病诊断资质的职业病诊断机构要求诊断；

（2）职业性放射性疾病诊断机构在接诊时，应告知劳动者或代理人职业性放射性疾病诊断的程序和所需要提供的诊断资料，并让其填写《职业性放射性疾病诊断就诊登记表》；

（3）劳动者或代理人不能提供职业性放射性疾病诊断机构所需诊断资料时，诊断机构应对劳动者所在的用人单位发放《关于请提供职业性放射性疾病诊断有关材料的函》；

（4）用人单位不能按时提供有关资料，劳动者对用人单位提供的受照剂量资料和工作场所放射性危害因素检测评价资料有异议，或用人单位因解散、破产等原因无法提供有关资料的，职业性放射性疾病诊断机构可提请用人单位所在地的安全生产监督管理部门协助完成，发放《关于请协助开展职业性放射性疾病诊断有关工作的函》；

（5）劳动者和用人单位对劳动关系、工种、工作岗位和在岗时间有争议

的,职业性放射性疾病诊断机构应当告知当事人依法向用人单位所在地的劳动人事争议仲裁委员会申请仲裁;

(6)职业性放射性疾病诊断机构在安全生产监督管理部门作出调查结论或者判定前应当终止职业性放射性疾病的诊断。

(二)职业性放射性疾病的诊断

(1)职业性放射性疾病诊断机构应组织三名以上单数的职业性放射性疾病诊断医师进行集体诊断,并指定专人现场记录诊断活动。

(2)职业性放射性疾病的诊断可根据需要聘请其他单位的职业性放射性疾病诊断医师参加诊断。

(3)职业性放射性疾病的诊断可邀请从事放射防护、物理剂量和生物剂量估算等相关专业专家提供咨询意见。

(4)职业性放射性疾病的诊断应当根据职业性放射性疾病的原则作出诊断。诊断医师对诊断结论有意见分歧的,应当根据半数以上诊断医师的一致意见形成诊断结论,对不同意见应当如实记录。参加诊断的职业性放射性疾病诊断医师不得弃权。

(5)经安全生产监督管理部门督促,用人单位仍不提供或者不如实提供诊断所需材料的,职业性放射性疾病诊断机构可结合劳动者的临床表现、辅助检查结果和劳动者的职业史、职业受照史,并参考劳动者的自述、安全生产监督管理部门提供的日常监督检查信息和放射卫生服务机构提供的日常检测结果等,作出职业性放射性疾病诊断结论。仍不能作出诊断的,职业性放射性疾病诊断机构应当提出相关医学意见或建议。

(6)参加诊断工作的全体人员应在职业性放射性疾病诊断现场记录上签名。

(三)职业性放射性疾病诊断证明书

诊断机构作出职业性放射性疾病诊断后,应当出具《职业性放射性疾病诊断证明书》。《职业性放射性疾病诊断证明书》应当包括劳动者和用人单位基本信息,诊断结论和诊断时间。确诊为职业性放射性疾病的,还应当载明职业性放射性疾病的名称、程度(期别)、处理意见和复查时间。

《职业性放射性疾病诊断证明书》应当由参加诊断的医师共同签署,并经职业性放射性疾病诊断机构审核盖章。

按照《职业病诊断与鉴定管理办法》第三十二条规定,《职业性放射性疾病诊断证明书》一式三份,劳动者、用人单位各执一份,诊断机构存档一份。

《职业性放射性疾病诊断证明书》的格式按卫生计生委统一规定及GBZ169的要求填写。

（四）职业性放射性疾病诊断档案

职业性放射性疾病诊断机构应当建立职业性放射性疾病诊断档案并永久保存，档案应包括：职业性放射性疾病诊断证明书；职业病诊断过程记录（诊断人员、时间、地点、讨论内容和诊断结论）；用人单位、劳动者和相关部门、机构提交的有关资料（特别是受照剂量资料）；临床检查与实验室检查资料；现场调查笔录及分析评价报告，其他与诊断有关的资料等。

（五）职业性放射性疾病的报告

医疗卫生机构和用人单位发现职业性放射性疾病病人或者疑似职业性放射性疾病病人时，应当按规定及时向所在地卫生行政部门和安全生产监督管理部门报告。确诊为职业性放射性疾病的，诊断机构可以根据需要，向相关监管部门和用人单位提出专业建议。

诊断机构可按《职业性放射性疾病报告格式及内容》（GBZ/T156）的规定向有关行政部门书面报告。

（六）职业性放射性疾病的鉴定

当事人对职业性放射性疾病诊断机构作出的职业病诊断结论有异议的，应当按照《职业病诊断与鉴定管理办法》的规定申请鉴定。省级卫生行政部门组织的鉴定为最终鉴定。

辐射监测

第一节 工作场所监测

放射性工作场所的监测主要是针对外照射监测(包括中子、X线、γ射线和β射线)、表面污染监测(α、β表面污染)、放射性气溶胶监测。工作场所辐射防护监测的目的在于保证工作场所的辐射水平及放射性污染水平低于预定的要求,以确保工作人员处于合乎防护要求的环境,同时还要能及时发现偏离的情况,以利于及时纠正或采取补救防护措施,防止超剂量照射事件发生。

开展工作场所监测前应该制订一个监测方案,首先必须研究监测对象,确定危害因素或可能的危害因素,明确为什么要监测和测量何种辐射量在防护上才有意义;其次,选择适当的监测方法;再次,确定监测周期;最后,确立明确的监测质量保证制度。

在制订外照射监测计划时,首先要根据工艺或操作的特点,分析辐射的来源和性质及其可能的变化,然后选择能满足辐射防护要求的精确度测出而又易于解释和评价的辐射量进行测量。

工作场所监测要根据工作场所实际情况选择合适的监测仪器。选择监测仪器需要考虑的有:① 射线性质:对于射线和种类及性质清楚的场所,选择针对性较强的仪器。对于辐射场性质不清楚的场所,选用带有多用探头的监测仪或携带多种监测仪。② 量程范围:一般要求测量仪器的量程下限值至少应在个人剂量限值的 1/10 以下,上限根据具体情况而定。有的数显式仪表会在量程下限以下也报出数据,而有的仪表会在超量程时显示为零,在实际使用前必须了解仪器的性能。③ 能量响应:一台理想的辐射监测仪器应该是不论射线的能量大小,只要照射量相同,其仪器的响应就应相同。然而,事实上仪器的响应总是随着射线能量的不同,而产生一定的差异。响应对能量依赖性小,这种差异就小,即能量响应好;反之能量响应差。对剂量率仪表一般要求与 ^{137}Cs 源相比,在 50 keV 到 3 MeV 的能量范围内能量响应不大于 ±30%。④ 环境特性:对于温度,要求在 −10 ℃ ~40 ℃ 的温度范围内仪器读数变化在 ±5% 以内;对于相对湿度,要求在 10% ~95% 范围内读数变化在 ±5% 以内。此外,应考虑气压与电磁场的影响。⑤ 对其他辐射的响应:实际测量条件有时比较复杂,如高能 γ 射线和 β 射线穿透力都很强。所以,一般 γ 辐射监测仪应对能量直到 2.27 MeV 的 β 射线无响应。⑥ 其他因素:仪器零点漂移要小;测量的方向性误差不应大于 ±30%;重量较轻;体积小。另外,仪器的响应速度要快,特别是对于一些瞬时的辐射场的测量(如用诊断 X 线机摄片的辐射场测量),这一点尤为重要。一般要求响应时间在 0.5 s 以下,最好为毫秒级。

一、工作场所外照射的监测

工作场所外照射的监测一般有下列监测需予以考虑:① 工作场所 X、γ 射线外照射的监测;② 工作场所 β 射线外照射的监测;③ 工作场所中子辐射的监测。

工作场所常规监测的频率取决于工作场所辐射环境的变化,如果工作场所的辐射场不会轻易变化,那么此时的外照射监测频率不应太大。但当任一新的射线装置投入运行,或当对现有的装置已作或可能作任何重大的变更或对设备的关键部位(如 X 线机的球管)进行维修、场所的防护设施或工艺过程发生改变时,则必须要进行综合监测,检查其周围的辐射剂量分布情况是否符合国家有关标准。

二、工作场所空气污染的监测

在开放型放射工作场所,空气有可能受到放射性物质的污染,在空气中形成放射性气溶胶。当工作人员吸入放射性气溶胶时,其中部分放射性核素将滞留于体内,形成内照射危害。所以工作场所空气污染的监测,对保障工作人员的安全具有重要意义。

工作场所空气被放射性气溶胶污染时监测的目的是:① 确定工作人员可

能吸入放射性物质的摄入量上限,以估计安全程度;② 及时发现异常或事故情况下的污染,以便及早报警,并对异常或事故进行分析,采取相应的对策;③ 为制订内照射个人监测计划提供必要的参考资料,提出特殊的个人内照射监测要求;④ 在某些产品投产初期,鉴定工艺设计、工艺设备的性能或操作程序是否符合安全生产的要求。

三、工作场所放射性表面污染的监测

在开放型放射性操作中,有时会发生放射性物质的泄漏、逸出,引起人体、工作服、台面、地面或设备等表面污染。这些放射性物质可能经口或通过皮肤渗透转移到体内,也可能再悬浮到空气中,经呼吸道进入人体内,形成内照射危害。某些核素的污染还可能对人体造成外照射危害。此外,在放射性区域被污染的设备或其他物品,若转移到非放射性区域,还有可能造成环境污染。

工作场所放射性污染监测的主要目的是:① 及时发现污染状况,以便决定是否需要采取去污或其他防护措施,使表面污染控制在限值以内,有助于防止污染蔓延;② 及时发现包封容器的失效和违反安全操作程序事件的发生,也就是可作为某种工艺监测或操作监测的补充,发现事故苗头,避免重大事故的发生;③ 把表面污染水平限制在一定水平,把皮肤的受照剂量控制在限值以下;④ 为制订个人监测计划和空气监测计划及规定操作程序提供资料。

表面污染的监测方法可分为直接监测法和间接监测法。直接监测法是指把监测仪表的探头置于待测物表面之上,根据仪表的读数直接确定表面污染水平;间接监测法就是将被测物表面上的污染转移到样品上(如纱布),然后对样品进行放射性活度的测量,从而估计出表面污染的水平。

第二节　个人剂量监测

个人剂量监测是直接对人进行的监测,包括外照射、内照射、皮肤污染与核事故等对人体影响后的监测。所有从事或涉及放射工作的个人,都应接受职业外照射个人监测。

在大多数情况下,个人剂量计佩戴在躯干的某个部位;单一的剂量计监测结果就足够用来评价个人剂量。对于强贯穿辐射,剂量计应佩戴在躯干剂量率最高的部位。对于来自前方的入射辐射,或者旋转对称或者各向同性的

辐射照射,剂量计应佩戴在躯干的前面,一般佩戴在左胸前。对于用于评价眼睛晶状体剂量的剂量计则应佩戴在眼部附近(如前额或帽子上)。

对于在不均匀辐射场所受到的有效剂量评价,可让工作人员在其身体的其他部位佩带额外的剂量计。在一些特殊情况下,如在医院介入手术中,经常使用防护铅围裙,一般建议将一个剂量计佩戴在铅围裙下面,而将另一个剂量计佩戴在身体没有屏蔽的部位。使用两个剂量计的目的在于确定身体有、无屏蔽部分所受的有效剂量。通过一定的算法,可给出人体所受到的总的有效剂量。

某些核技术应用活动中,人体的肢端剂量较高,如医院核医学配药、注射医生,其手部剂量会比全身表面的剂量高出数十倍,此时应佩戴一个或多个肢端剂量计,如指环剂量计,用以监测肢端接受的剂量。

个人剂量监测按监测类型分为常规监测和任务相关监测。常规监测是为确定工作条件是否适合于继续进行操作、在预定场所按预定监测周期所进行的一类监测。常规监测与连续操作有关,这类监测是要确定包括个人剂量水平和场所逗留满意度在内的工作条件,同时也是为了满足审管要求。确定常规监测的周期应综合考虑放射工作人员的工作性质、所受剂量的大小、剂量变化程度及剂量计的性能等诸多因素。常规监测周期一般为 1 个月,也可视具体情况延长或缩短,但最长不得超过 3 个月。任务相关监测是为用于特定操作提供有关操作和管理方面即时决策支持数据的一类监测。它也能证明操作是否处于最佳状态。

一、外照射个人剂量监测

外照射个人剂量监测是实现辐射防护目的的重要环节之一。它是指用工作人员佩戴的剂量计进行测量以及对这些测量结果作出解释。这种监测的主要目的是对明显受到照射的器官或组织所接受的平均当量剂量或有效剂量作出估算,进而限制工作人员所接受的剂量,并且证明工作人员所接受的剂量是否符合有关标准。其附加目的是提供工作人员所受剂量的趋势和工作场所的条件,以及在事故照射情况下的有关资料。此外,外照射个人剂量监测结果经过必要的修正,对于低剂量受照人群的辐射流行病学调查也是有用的。

常规监测用于连续性作业,目的在于证明工作环境和工作条件的安全得到了保证,并证明没有发生需要重新评价操作程序的任何变化。操作监测是当某一项特定操作开始时进行的监测,这种监测特别适用于短期操作程序的管理。特殊监测是在异常情况发生或怀疑其发生时进行的监测。应当根据监测的目的和作用来制订监测计划。

目前在外照射个人剂量监测中,用于监测 β、X、γ 射线辐射最常用的是个人剂量计。早期主要是胶片剂量计,目前主要为热释光剂量计,核电厂同时采用电子剂量计。中子个人剂量监测方法除对热中子外还不是令人满意的,目前在用的有核乳胶快中子个人剂量计与固体径迹中子个人剂量计。

二、内照射个人剂量监测

内照射个人剂量监测指对体内或排泄物中放射性核素的种类和活度进行的监测,以及利用工作人员所佩带的个人空气采样器或呼吸保护器对吸入放射性核素的种类和活度进行的监测。根据工作性质、现场条件,应定期对有可能吸入放射性物质的工作人员测出真正吸入的量,但在有任何可疑情况下,还要及时进行针对性的监测。

吸入的放射性物质将按一定规律由体内排出,主要是通过粪便排出,尿的测量可以说明已进入血液循环的放射性核素的情况。只要知道代谢参数(或排除规律)就能由排泄物中放射性核素的活度计算出摄入量。生物检验方法对各种辐射的放射性核素均可适用,而且不受体表污染的影响。对于发射 γ 或 X 射线的核素可以在体外用较灵敏的仪器直接测量,经过探测效率的修正,可以得出体内现存核素含量。

体外直接测量仪有全身计数器、肺部计数器、甲状腺碘测量仪、伤口探测器等。

三、工作人员皮肤污染监测

工作人员的体表污染也是一项重要的监测项目,在较大的放射性控制区出口,设有全身表面污染仪,以利有效地防止工作人员带出放射性物质,污染了非控制区。皮肤的厚度随身体部位不同而有较大的变化,表皮的基底细胞层是受到污染危险最大的皮肤组织。所谓皮肤剂量就是指皮肤基底层所受到的剂量。其剂量限值是根据确定性效应而定。目前职业人员皮肤污染限值规定为每年 500 mSv。

皮肤本身污染一般是不均匀的,体表某些部位,特别是手部更易受到污染,但污染不会持续数星期之久,而且不一定重新发生在完全相同的部位,作为常规监测应当以此为依据来进行评价,并将 100 cm^2 上的皮肤剂量的平均值与皮肤剂量的控制值相对照。

第三节 实验室监测

当怀疑物体内含有一种或多种放射性物质时,可以将物体采样送往实验室检测。采样时应当密封包装,既可防止物体在运输过程中被其他放射性物质所污染,同时如果采样物体本身含有放射性物质也可防止其污染周围环境。如果采样物体外照射水平比较高,除密封外还应该增加适当的防护措施,如置于铅罐内运输。如果采样物体为易腐败物品,如食物等还应当进行必要的防腐处理。

样品进入实验室后应先对样品内的放射性物质水平做预判,如果样品中放射性物质含量很高则需要参照非密封放射源的办法进行处理,如果样品中放射性物质含量很低,一般需要对所测量的放射性物质先做一定的浓集处理后进行检测。对于某些核素进行检测时还需用化学方法进行分离。

实验室检测主要由总放射性检测和核素检测两大类组成。其中总放射性检测使用的仪器通常被称为 α、β 计数器,它能够给出物体中所有放射性核素叠加产生的 α 和 β 总活度。这种测量通常相对快速,适用于对物体是否可以使用的判定。若总放射性水平较低,一般来说这种物质就比较安全。持续的总放射性监测可以反映被检测物体的长期的安全水平。若总放射性监测没有明显异常就可以基本判定被检测物体本身放射性没有异常。

但总放射性检测本身也存在一定的缺点,就是它无法判定产生放射性的究竟是何种核素。当物质本身的放射性水平有变化时,单纯的总放射性检测结果可能无法得知是何种核素增高,是否仍然是安全的。另一种情况是某一放射实践活动对于某一种或者几种核素具有指标性意义,这时对物质内核素进行识别以及对不同核素分别进行检测就非常有意义了。如果我们已经知道需要测量何种核素,可以利用化学方法将这种核素进行分离,再对其进行测量;但如果我们在测量前不知道核素的种类时,就需要对核素的种类先进行识别。识别对核素主要是依靠放射性核素发射出的粒子能量不同来进行的。通常使用的仪器不但可以识别仪器接受的粒子的能量,并且能够对不同能量的粒子分别进行计数。这种仪器一般被称为谱仪。虽然放射性核素衰变主要由 α 衰变、β 衰变、γ 跃迁三种情况,但绝大多数的 α 衰变和 β 衰变也都会发出特征能量的 γ 射线。因此可以利用不同核素在衰变过程中发出的特征 γ 射线来进行核素识别。实验室常用 γ 谱仪来进行核素识别和检测工作。通常一台高能量分辨率的 γ 谱仪能从被测物体中一次识别出几十种甚至上百种核素,并且通过一次测量就能确定这些核素的含量。

虽然 γ 谱仪在核素识别与测量方面功能强大,但其本身也并不是万无一失的核素识别方法。有些核素如 ^{3}H、^{14}C 和 ^{90}Sr 等是纯 β 放射性,也就是其衰变过程中不会放出 γ 射线,因此它们不能被 γ 谱仪识别到。另外有一些如 ^{210}Po 本身为纯 α 放射性也就是衰变过程中只放出 α 射线,它本身也无法被 γ 谱仪识别到。还有一类就是以 ^{18}F 为代表的 β$^+$ 放射性物质,它们在衰变过程中会产生正电子,正电子湮灭虽然会产生能量为 0.511 MeV 的 γ 射线被探测到,但由于所有 β$^+$ 放射性核素产生的正电子湮灭能量均为 0.511 MeV,因此单纯依靠这个能量的 γ 射线只能判断其有 β$^+$ 放射性核素存在,没有办法区分是何种核素。当对这些核素进行检测时应当采用其他手段。

α 谱仪和屏栅电离室的功能都与 γ 谱仪相似,只是其探测的目标为 α 射线,它们能够通过测量给出不同能量的 α 放射性的强度。从而识别和检测 α 放射性物质的含量。但对于 β 放射性的情况比较特别,虽然有液体闪烁谱仪这一类仪器可以给出 β 射线的能谱,但由于 β 射线本身是连续谱,也就是说对于同一种核素在进行 β 衰变过程中,其放出的 β 射线可能包含了从 0 到 $E_{\beta max}$ 各种能量,因此要通过对 β 能谱进行分析来识别是何种核素这一工作是很困难的。因此一般液体闪烁谱仪实质上并不具备一般意义上谱仪用于识别核素的功能,所以它也被叫做液体闪烁计数器。

实验室监测过程中所检测的核素主要分为三大类。第一类是天然核素,如天然的 U、Th、Ra、K 的放射性同位素及其衰变产物。这一类天然核素普遍存在于自然界,因此在几乎任何物体中都或多或少含有这些天然放射性核素。第二类是由于人类核活动造成的人工放射性核素。这里的核活动主要指的是核试验以及核电站活动。其产生的核素一般为核材料的裂变物以及一些活化产物。最具有代表性的人工放射性核素有 ^{137}Cs、^{131}I、^{3}H 等。由于现在全球的大气层核试验基本已经停止,因此新增加的这些产物一般都是核电站的排出物。对其进行监测可以评价说明核电站对周围环境以及居民健康的影响。第三类是工业和医学上的同位素应用。随着科学技术的进步,在生产实践和医疗实践中同位素的使用越来越广泛。以普通医院为例,^{131}I 用于甲状腺疾病的治疗;借助 SPECT 和 PET 等影像设备,^{90m}Tc、^{18}F 用于核医学成像;^{192}Ir、^{60}Co 用于放射诊疗。对于这些同位素使用中可能造成的污染,除了现场检测外,也需要对其向大气、污水等排放进行实验室检测。

第四节 常用监测仪器及原理

一、X、γ 辐射巡测仪

由于 X、γ 射线的穿透能力比较强,因此 X、γ 辐射巡测仪是在场所监测过程中最经常被使用的一类仪器。这一类仪器给出的读数通常以 Sv/h 表示,说明了被探测场所 X 和 γ 射线的外照射水平,由于自然环境中具有天然的 X、γ 辐射,因此测量到的值需要扣除这部分天然本底。从探测原理分类,常用的 X、γ 辐射巡测仪可以分为电离室型巡测仪、闪烁探测器型巡测仪以及盖革-弥勒计数管辐射剂量仪三类。

电离室型巡测仪内有一个充满特定气体的电离室,电离室两端加有一定的电压。当光子进入电离室内以后,会激发电离室内的气体电离,电离产生的阴阳离子在电压的作用下分别向两极移动,形成电流信号。图 9-1 所示为典型的电离室型巡测仪的外观。

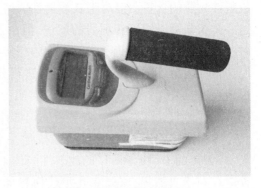

图 9-1 电离室型巡测仪

闪烁探测器型巡测仪内有一块成为闪烁体的探测单元,它可以是特定的晶体如碘化钠晶体,也可以是具有闪烁功能的塑料。闪烁体的作用是当射线进入闪烁体以后,就会与闪烁体相互作用,发出微弱的特定频率光。在闪烁体一侧有一组用于检测微量光光线的光电倍增管。光电倍增管在接收到闪烁体发出的微弱光线后会将光线转化为电信号。这样当射线进入仪器后就会被探测器感知,经过电路的分析与计算最后得到 X 和 γ 射线的外照射水平。图 9-2 所示为典型的闪烁探测器型巡测仪。

盖革-弥勒计数管辐射剂量仪内充有惰性气体,内有一根阳极丝。当射线通过时惰性气体发生电离,产生的刺激电子向阳极漂移,经过雪崩式放电,离子大量增殖形成电流。这种剂量仪由于体积较小,通常被用于个人剂量报警仪和其他测量仪的主机上。

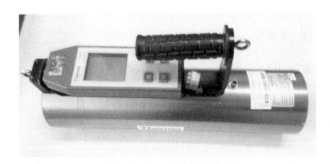

图9-2 闪烁探测器型巡测仪

二、中子周围剂量当量率

中子由于是不带电粒子,因此其穿透能力也比较大,在核电站以及高能加速器等运行时可能存在中子外照射。对于这些场所的检测需要用中子周围剂量当量率仪。中子周围剂量当量率仪测量给出中子辐射的强度,其数值单位一般为 Sv/h,由于天然辐射中中子辐射几乎为零,因此测得的值就是从事该活动使得该场所产生的中子外照射水平。

中子周围剂量当量率仪通常以聚乙烯作为探头的主要基质,或者使用 BF_3 作为基质。在中子通过探头时,会与聚乙烯内的氢元素或者 BF_3 内的硼元素发生反应,探测器探测这种反应的强度形成读数。图9-3 所示为常见的中子周围剂量当量率仪。

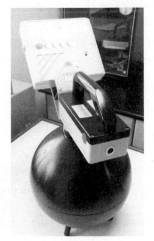

图9-3 中子周围剂量当量率仪

三、α、β 表面污染测量仪

当可能有非密封的放射性物质泄漏,并被人沾染到的时候,需要使用 α、β 表面污染测量仪来对物体表面的 α、β 污染程度进行监测。这种仪器的读数通常用 cps 也就是每秒钟计数率表示,再通过换算可以得到表面污染的剂量单位 Bq/cm^2,也就是每平方厘米的放射性活度。由于天然材料和本底中也含有 α、β 放射性物质,因此计算时需要扣除相关的本底计数。

按照原理分类探测单元有硫化锌闪烁体(α 表面污染)、塑料闪烁体(β 表面污染)、盖革-弥勒计数管和半导体探测器等多种形式。测量时将探测单元尽量贴近,而不碰触到被测量物的表面,让射程较短的 α 射线和 β 射线射

入探测器单元内形成计数。图 9-4 所示为典型
的 α、β 表面污染测量仪。

四、低本底 α、β 计数器

在实验室测量物质的 α、β 放射性活度使用
的仪器为 α、β 计数器。由于其通常都有厚厚的
铅块包裹用于降低其测量到的本底，因此也叫做
低本底或者超低本底 α、β 计数器。其工作原理
基本相同，但本底越低，仪器的探测限也就越低，
也就是说能够探测到更加微量的放射性。测量
时候需要将被测量的物体均匀地铺在测量盘内，
譬如测量水的时候一般用水垢进行铺样，测量食
品时候需要将食品烘干或者灰化以后再研磨成
粉状进行铺样，测量气体一般测量气溶胶滤膜。

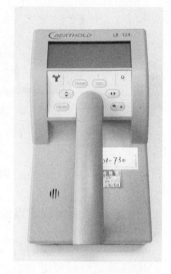

图 9-4　α、β 表面污染测量仪

计数器测量一定时间内样品发射出的 α 和 β 射线的量，然后考虑铺样量和探
测器效率和探测器本底以后就能够算出样品内总 α 和总 β 放射性的活度了。
对于液体，常用单位为 Bq/L，对于气体为 Bq/m^3，对于固体一般是 Bq/kg。图
9-5 所示为四通道超低本底 α、β 计数器，它一次可以同时测量四个样品。

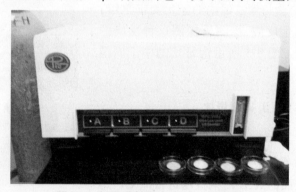

图 9-5　四通道超低本底 α、β 计数器

五、γ 谱仪

当需要分析物体中的放射性来源于那种核素时，γ 谱仪是最常用的一种实
验室仪器。常用的 γ 谱仪有两大类，一类是碘化钠 γ 谱仪，一类是高纯锗 γ 谱
仪。前者对于实验的环境条件相对比较低，并且探测效率比较高。高纯锗 γ 谱
仪有极佳的能量分辨率，也就是在被测量物体内放射性核素较多时可以很容易
分辨出各种核素，但相对探测效率较碘化钠 γ 谱仪低，而且探头在工作时候需

要用液氮进行冷却,而且必须避免振动,对实验环境条件非常苛刻。因此实验室中常用高纯锗 γ 谱仪,而碘化钠 γ 谱仪可以做成便携式,在实验室外使用。

两种谱仪测量时都需要将一定量通常是几百毫升到几升体积的均匀的被测量物体放在探头前。当物体发出 γ 射线时,γ 射线会穿透被测量物体到达探测器。在碘化钠 γ 谱仪中,射线会与碘化钠晶体相互作用发出微弱的特定频率光,微弱的光线转化为电信号之后被放大,根据发光的强度就可以知道入射的 γ 光子的能量了。而高纯锗本身是一种半导体,当 γ 射线穿透半导体的时候,会造成半导体晶体结构的电离,电离以后的粒子,在电压作用下分别向两边电极移动形成电流,通过电流的大小就能判断入射粒子的能量了。

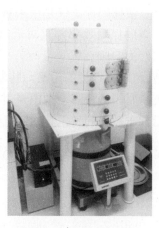

图 9-6　高纯锗 γ 谱仪

γ 谱仪可以给出每种核素在被测量物体内的活度,其单位与总 α 和总 β 放射性一样,但其含意是特定放射性核素的活度。图 9-6 所示为典型的高纯锗 γ 谱仪。

六、α 谱仪

对于有 α 放射性的核素也可以用 α 谱仪来进行核素识别与检测。由于 α 粒子穿透能力很弱,因此 α 谱仪使用前需要将核素先电镀或者沉积到特定衬底上。因为空气也会严重阻碍 α 粒子进入探测器,因此需要对将探测器和衬底之间的测量环境抽真空。常见的探测器为金硅面垒型探测器,探测器本身是半导体,当 α 射线射入探测器内时由于电离在电压的作用下就会形成电流。其探测结果的表示与 γ 谱仪一样。图 9-7 所示为典型的 α 谱仪。

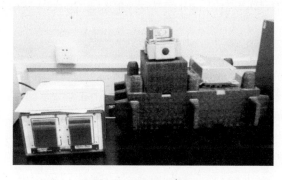

图 9-7　双路 α 谱仪

七、液体闪烁谱仪

液体闪烁谱仪是用来对特定的核素进行探测的一类谱仪,其优点是具有极高的探测效率并且对低能 β 射线等其他仪器不容易探测到的放射性均有很好的响应。在测量时,一般需要将样品中的放射性核素分离并制作成溶液,再取一定量的溶液与特制的闪烁液相混合。当溶液中有放射性物质发生衰变时闪烁液就会被电离并且发出特征光,通过转换,将光信号变成电信号后就可以得到特定核素的活度了。图 9-8 所示为典型的液体闪烁谱仪。

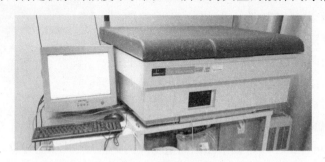

图 9-8　液体闪烁谱仪

八、全身计数器

对人体内的核素进行识别和检测最直接的方法就是使用全身计数器。全身计数器从原理上来说,就是一台以人为测量对象的 γ 谱仪。为此一般会在设计上做一些改变。譬如仪器一般是敞开式的或者有完整通风设施,以保证人的正常呼吸,有机械运动系统,以便在测量时移动人体或探测以达到对全身进行扫描测量的目的,甚至有些还有音乐播放系统以缓解人在密闭空间中的压力。其结果一般以 Bq 表示,表示体内特定核素的总含量。图 9-9 所示为典型的全身计数器。

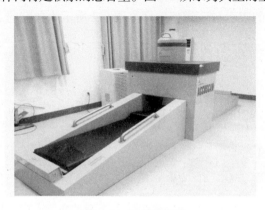

图 9-9　全身计数器

第五节　测量方法实例

一、医院放射防护的测量

以某三甲医院为例,该医院放射科有医用高能加速器、X 线摄片机、CT 机等射线装置,核医学科的 SPECT 和 PET 用^{99m}Tc 和^{18}F 进行核医学成像,还有放射免疫科用^{131}I 进行甲状腺疾病的诊断和治疗等。

对各种设备进行防护测量时,首先应当对其可能产生的危害进行分析,然后选用适当的仪器对每一项危害的水平进行测量。对于所有可能涉及放射性核素或者射线装置使用的环境几乎都需要对其 X、γ 外照射水平进行测量。测量应当包括所有可能用到的房间,并且为了对辐射水平作出比较保守的估计,所以测量尽量在常用的最高条件下检测。对所有开机状态下工作人员可能到达的地方进行布点测量,尤其是工作人员长期居留的环境。测量时根据被测 X、γ 射线的能量水平和剂量率水平等选择适当的仪器,根据仪器的操作要求进行测量。还要对公众可能到达的环境进行测量,如房间的墙外过道、隔壁房间、楼上和楼下房间等。测量时还需要着重测量任何可能出现漏射线的部分,如门缝、管道出入口等,防止发生局部地区漏射线造成不安全的情况发生。当使用仪器可能产生中子时,如高能加速器,还需用中子周围剂量当量率仪测量运行时候中子的剂量水平,测量要求与 X、γ 外照射水平相同,并需两者综合分析才能给出对辐射水平比较科学的测量结果。对于有放射源使用的场所如核医学科和放免科,需要测量药品的生产、保存、分装、注射或服用等不同环节以及患者注射或服用后可能居留的房间、患者接触物和排泄物可能接触到的表面,利用 α、β 表面污染仪进行表面污染检测,以防止放射源在使用过程中有意外造成沾染的现象。并且还需要对使用药物的房间内空气进行气溶胶采样,利用低本底 α、β 计数器以及 γ 谱仪对其中的核素进行测量和分析,保证空气中的放射性物质含量符合标准。

二、工业辐照加工中心的放射防护测量

以某工业辐照加工用的湿法储源的辐照器为例。工业辐照加工用的辐照器通常装机活度都非常高,可能有 10^{16}Bq 的活度。但由于使用的为同位素,放射源能量一般不高,因此不会有中子产生,对其防护需要测量 X、γ 外照射水平以及放射源泄漏情况。一般用 X、γ 辐射巡测仪对其辐照室周围和工

作人员操作区,包括屋顶进行测量,确保在所有人能够达到的范围内的外照射水平均符合标准。同时对存放源的井口、操作台、工作人员的衣服等容易造成沾染的部位用 α、β 表面污染仪或者擦拭后再利用低本底 α、β 计数器测量其表面污染程度。还要取储源井内的水,利用低本底 α、β 计数器或者 γ 谱仪检测其内放射性核素的活度,判断源是否完好,以防止源意外破裂导致污染。

三、测量食品中的放射性

测量之前首先要采集需要测量的食品,将食品取可食用部分,以 200 ℃ 左右烘干直到炭化,然后用 350 ℃ 的马弗炉将炭化后的食品灰化,灰化完成后食品将变成完全的灰分。由于放射性核素通常为金属或者过度元素,因此基本会保留在物品的灰分中。但相对食品样品本身灰分的体积和质量都大大缩小了,因此达到了浓集的效果。将灰分中的一部分利用低本底 α、β 计数器测量其总 α、总 β 放射性,如果总 α、总 β 放射性偏高,则需要利用 γ 谱仪对大量灰分进行进一步的核素分析,查明其中的核素情况,进一步判断其是否可以食用。若 γ 谱仪得出的结果与总 α、总 β 放射性有明显差异,那么需要利用 α 谱仪、液体闪烁谱仪对其进行进一步的核素分析。如果核素含量超标,还需要对食用过此种食物的人进行全身计数器检查,以确定其体内的核素是否处在正常水平,并且判断其危害程度。

附　录

一级分类		标准名称
基础标准	基础标准	GB 18871—2002 电离辐射防护与放射源安全基本标准
	基本原则与要求	GBZ 179—2006 医疗照射放射防护基本要求
	豁免与解控	GBZ 167—2005 放射性污染的物料解控和场址开放的基本要求
	名词和术语、量和单位	GBZ/T 146—2002 医疗照射放射防护名词术语
		GBZ/T 183—2006 电离辐射与防护常用量和单位
	次级限值	GBZ/T 154—2006 两种粒度放射性气溶胶年摄入量限值
	参考人	GBZ/T 200.1—2007 辐射防护用参考人 第 1 部分:体格参数;
		GBZ/T 200.2—2007 辐射防护用参考人 第 2 部分:主要组织器官质量;
		GBZ/T 200.4—2009 辐射防护用参考人 第 4 部分:膳食组成和元素摄入量
职业照射	工业应用	GB 11930—2010 操作非密封源的辐射防护规定
		GBZ 114—2006 密封放射源及密封 γ 放射源容器的放射卫生防护标准
		GBZ 117—2006 工业 X 射线探伤放射卫生防护标准
		GBZ 118—2002 油(气)田非密封型放射源测井卫生防护标准
		GBZ 125—2009 含密封源仪表的放射卫生防护要求
		GBZ 132—2008 工业 γ 射线探伤放射防护标准
		GBZ 142—2002 油(气)田测井用密封型放射源卫生防护标准
		GBZ 175—2006 γ 射线工业 CT 放射卫生防护标准
	矿产开发	GBZ 139—2002 稀土生产场所中放射卫生防护标准
	其他方面	GBZ 115—2002 X 射线衍射仪和荧光分析仪卫生防护标准
		GBZ 119—2006 放射性发光涂料卫生防护标准
		GBZ 123—2006 汽灯纱罩生产放射卫生防护标准
		GBZ 127—2002 X 射线行李包检查系统卫生防护标准
		GBZ 140—2002 空勤人员宇宙辐射控制标准
		GBZ 141—2002 γ 射线和电子束辐照装置防护检测规范
		GBZ 143—2002 集装箱检查系统放射卫生防护标准
		GBZ 177—2006 便携式 X 射线检查系统放射卫生防护标准

一级分类		标准名称
医疗照射	放射诊断	GB 16348—2010 医用 X 射线诊断受检者放射卫生防护标准
		GB 16349—1996 育龄妇女和孕妇的 X 线检查放射卫生防护标准
		GB 16350—1996 儿童 X 线诊断放射卫生防护标准
		GB/T 16137—1995 X 线诊断中受检者器官剂量的估算方法
		GBZ 130—2013 医用 X 射线诊断放射防护要求
		GBZ 165—2012 X 射线计算机断层摄影放射防护要求
		WS/T 75—1996 医用 X 射线诊断的合理应用原则
	放射治疗	GB 16362—2010 远距治疗患者放射防护与质量保证要求
		GBZ 121—2002 后装 γ 源近距离治疗卫生防护标准
		GBZ 126—2011 电子加速器放射治疗放射防护要求 GBZ126—2011
		GBZ 131—2002 医用 X 射线治疗卫生防护标准
		GBZ 161—2004 医用 γ 射束远距治疗防护与安全标准
		GBZ 168—2005 X、γ 射线头部立体定向外科治疗放射卫生防护标准
		GBZ 178—2014 低能 γ 射线粒籽源植入治疗放射防护要求与质量控制检测规范
		GBZ/T 152—2002 γ 远距治疗室设计防护标准
		WS 262—2006 后装 γ 源治疗的患者防护与质量控制检测规范
	核医学	GB 16361—1996 临床核医学中患者的放射卫生防护标准
		GBZ 120—2006 临床核医学放射卫生防护标准
		GBZ 134—2002 放射性核素敷贴治疗卫生防护标准
		GBZ 136—2002 生产和使用放射免疫分析试剂(盒)卫生防护标准
公众照射	环境	GB/T 16146—1995 住房内氡浓度的控制标准
		GBZ 116—2002 地下建筑氡及其子体控制标准
		GBZ 124—2002 地热水应用中放射卫生防护标准
	食品饮用水中放射性物质	GB 14882—94 食品中放射性物质限制浓度标准
	消费品	GB 16353—1996 含放射性物质消费品的放射卫生防护标准
		GBZ 122—2006 离子感烟火灾探测器放射防护标准
		GBZ 174—2006 含发光涂料仪表放射卫生防护标准
		WS 177—1999 牙瓷中天然铀的豁免
		WS 178—1999 日用陶瓷中天然放射性物质的豁免
	其他	GB 8921—88 磷肥放射性镭-226 限量卫生标准

续表

一级分类		标准名称
应急准备与响应	应急响应	GBZ 113—2006 核与放射事故干预及医学处理原则
		GBZ 215—2009 过量照射人员医学检查与处理原则
		GBZ/T 216—2009 人体体表放射性核素污染处理规范
		GBZ/T 234—2010 核事故场内医学应急响应程序
	应急准备	GB/T 17982—2000 核事故应急情况下公众受照剂量估算的模式和参数
		GBZ/T 151—2002 放射事故个人外照射剂量估计原则
		GBZ/T 208—2008 基于危险指数的放射源分类
		WS/T 328—2011 放射事故医学应急预案编制规范
检测规范与检测方法	场所监测	GBZ 232—2010 核电厂职业照射监测规范
	个人监测	GBZ 128—2002 职业性外照射个人监测规范
		GBZ 129—2002 职业性内照射个人监测规范
		GBZ 188—2014 职业健康监护技术规范
		GBZ 207—2008 外照射个人剂量系统性能检验规范
		GBZ 166—2005 职业性皮肤放射性污染个人监测规范
		GBZ/T 144—2002 用于光子外照射放射防护的剂量转换系数
		GBZ/T 145—2002 个人胶片剂量计
		GBZ/T 148—2002 用于中子测井的 CR39 中子剂量计的个人剂量监测方法
		GBZ/T 202—2007 用于中子外照射放射防护的剂量转换系数
	核素分析	GB 11713—89 用半导体 γ 谱仪分析低比活度 γ 放射性样品的标准方法
		GB 11743—89 土壤中放射性核素的 γ 能谱分析方法
		GB/T 14883—94 食品中放射性物质检验
		GB/T 16140—1995 水中放射性核素的 γ 能谱分析方法
		GB/T 16141—1995 放射性核素的 α 能谱分析方法
		GB/T 16143—1995 建筑物表面氡析出率的活性炭测量方法
		GB/T 16145—1995 生物样品中放射性核素的 γ 能谱分析方法
		GBZ/T 155—2002 空气中氡浓度的闪烁瓶测定方法
		GBZ/T 182—2006 室内氡及其衰变产物测量规范
		WS/T 184—1999 空气中放射性核素的 γ 能谱分析方法
		WS/T 234—2002 食品中放射性物质检验 镅-241 的测定
	医用辐射装置质量控制检测	GB 17589—2011 X 射线计算机断层摄影装置质量保证检测规范
		GBZ 186—2007 乳腺 X 射线摄影质量控制检测规范
		GBZ 187—2007 计算机 X 射线摄影(CR)质量控制检测规范
		WS 76—2011 医用常规 X 射线诊断设备影像质量控制检测规范
		WS/T 263—2006 医用磁共振成像(MRI)设备影像质量检测与评价规范

续表

一级分类		标准名称
防护设施与器材	防护器材	GBZ 176—2006 医用诊断 X 射线个人防护材料及用品标准
		GBZ/T 147—2002 X 射线防护材料衰减性能的测定
		GBZ/T 184—2006 医用诊断 X 射线防护玻璃板标准
	防护设施	GB 17568—2008 γ 辐照装置设计建造和使用规范
		GBZ/T 180—2006 医用 X 射线 CT 机房的辐射屏蔽规范
		GBZ/T 201.1—2007 放射治疗机房的辐射屏蔽规范第 1 部分：一般原则；
		GBZ/T 201.2—2011 放射治疗机房的辐射屏蔽规范第 2 部分：电子直线加速器放射治疗机房
		GBZ/T250—2014 工业 X 射线探伤室辐射屏蔽规范
管理	机构与人员	GBZ 235—2011 放射工作人员职业健康监护技术规范
		GBZ/T 149—2002 医学放射工作人员的卫生防护培训规范
	监督	GBZ/T 181—2006 建设项目职业病危害放射防护评价报告编制规范
		GBZ/T220.2—2014 建设项目职业病危害放射防护评价规范第 1 部分：核电厂
		GBZT 220.2—2009 建设项目职业病危害放射防护评价规范第 2 部分：放射治疗装置
	其他	GBZ 133—2009 医用放射性废物的卫生防护管理
其他		GB 16352—1996 一次性医疗用品 γ 射线辐射灭菌标准

参 考 文 献

[1] 郑钧正. 我国放射防护基本标准的四代演进[J]. 中国标准导报, 2004, (4):14 - 16.

[2] 郑钧正. 放射卫生防护基本标准的新进展[J]. 预防医学文献信息, 2003, (4):504 - 512.

[3] 郑钧正, 曹敏. 我国放射防护新基本标准的主要特点[J]. 中国标准导报, 2004, (6):10 - 12.

[4] 高阳. 浅谈我国辐射防护基本标准[J]. 核安全, 2006, (2):31 - 33.

[5] 陈尔东, 李小娟, 刘长安等. 放射卫生防护标准的体系建设[J]. 中国辐射卫生, 2007, (1):37 - 39.

[6] 姜晓燕, 周舜元, 李小娟. 我国放射卫生防护法律法规, 标准概况[J]. 中国辐射卫生, 2011, 20(2): 158 - 160.

[7] 姜晓燕, 周舜元, 刘长安等. 放射卫生防护标准体系框架图研制[J]. 中国卫生标准管理, 2010, (3):54 - 57.

[8] 国家食品药品监督管理局. 国家食品药品监督管理局办公室关于印发医用 X 射线设备等 4 个医疗器械分类目录子目录的通知. 2012 年 8 月 28 日

[9] 强永刚. 医用辐射防护学[M]. 北京:高等教育出版社, 2013.

[10] 潘自强等. 国际放射防护委员会 2007 年建议书[M]. 北京:原子能出版社, 2008

[11] GB18871—2002. 电离辐射防护与辐射源安全基本标准[S].

[12] GBZ130—2013. 医用 X 射线诊断放射防护要求[S].

[13] GBZ165—2012. X 射线计算机断层摄影放射防护要求[S].

[14] GBZ179—2006. 医疗照射防护基本要求[S].

[15] GBZ186—2007. 乳腺 X 射线摄影影像质量控制检测规范[S].

[16] GBZ187—2007. 计算机 X 射线摄影(CR)质量控制检测规范[S].

[17] WS76—2011. 医用常规 X 射线诊断设备影像质量控制检测规范[S].

[18] UNSCEAR. Sources and effects of ionizing radiation. New York: United

Nations. 2000:518.

[19] 余宁乐,杨小勇,张乙眉等.江苏省介入放射工作者剂量水平研究[J].中华放射医学与防护杂志,2008,28(6):635-637.

[20] 强永刚.医学辐射防护学[M].北京:高等教育出版社,2008.

[21] 赵兰才,张丹枫.放射防护实用手册[M].济南:济南出版社,2009.

[22] 杨效经,钱学江,韩学东等.数字减影血管造影介入检查的X射线防护[J].中国辐射卫生,2001,10(2):118.

[23] 王志康,孙建忠,章伟敏等.平板DSA和Ⅱ/TV DSA在透视下的影像质量和辐射剂量比较[J].中华放射医学与防护杂志,2006,26(4):392-395.

[24] 郁鹏,程玉玺,刘澜涛等.介入诊疗中重要站立区域辐射剂量的测定与评价[J].中华放射医学与防护杂志,2004,24(6):573-575.

[25] 郁鹏,尉可道,李田昌等.介入诊疗区域内辐射场的测定与评价[J].中华放射医学与防护杂志,2005,25(3):270-271.

[26] 杨伟,陈永新.X线介入手术的综合防护[J].重庆医科大学学报,2008,33(10):1246-1247.

[27] 杜端明,刘鹏程,陈在中等.介入诊疗工作人员的综合防护评价[J].中国介入影像与治疗学,2006,3(6):459-461.

[28] GB18871—2002.电离辐射防护与辐射源安全基本标准[S].

[29] GBZ126—2011.电子加速器放射治疗放射防护要求[S].

[30] GBZ161—2004.医用γ射束远距治疗防护与安全标准[S].

[31] GBZ168—2005.X、γ射线头部立体定向外科治疗放射卫生防护标准[S].

[32] GBZ121—2002.后装γ源近距离治疗卫生防护标准[S].

[33] GB16362—2010.远距治疗患者放射防护与质量保证要求[S].

[34] GBZ/T201.1—2007.放射治疗机房的辐射屏蔽规范第1部分:一般原则[S].

[35] 姜德智,涂彧,刘犁等.放射卫生学[M].苏州:苏州大学出版社,2004.

[36] 伊远淑.放射性同位素与射线装置安全和防护条例与监测技术及放射性事故案例选评手册[M].北京:科学技术出版社,2005.

[37] 范深根,娄云.放射性和辐射的安全使用[M].北京:中国科学技术出版社,2001.

[38] 苏旭,刘英.核辐射恐怖事件医学应对手册.北京:人民卫生出版社,2005.

［39］刘长安,刘英,苏旭.核与放射事故医学应急计划指南.北京:人民卫生出版社,2005.

［40］中华人民共和国职业病防治法

［41］中华人民共和国放射性污染防治法

［42］放射性同位素与射线装置安全和防护条例

［43］放射诊疗管理规定

［44］放射工作人员职业健康管理办法

［45］卞耀武.中华人民共和国职业病防治法释义北京［M］.北京:法律出版社,2004.

［46］职业健康监护管理办法

［47］职业病诊断与鉴定管理办法

［48］刘长安,苏旭,孙全富.放射工作人员职业健康监护［M］.2版.北京:原子能出版社,2007.

［49］GBZ128-2002.职业性外照射个人监测规范［M］.

［50］潘自强.电离辐射防护和辐射源安全(上册)［M］,北京:原子能出版社,2007.

［51］张文启.实用放射防护指南［M］.南京:江苏科学技术出版社,1992.

［52］《注册核安全工程师岗位培训丛书》编委会编著.核安全综合知识(修订版),北京:经济管理出版社,2013.